GERHARD

Weitere Briefe

1954

GERHARD DOLLINGER

WEITERE BRIEFE AUS DEM BUSCH

1954–1963

BETULIUS VERLAG

Die Deutsche Bibliothek – CIP-Einheitsaufnahme

Dollinger, Gerhard:
Weitere Briefe aus dem Busch : 1954–1963 / Gerhard Dollinger. –
Stuttgart : Betulius, 1997
ISBN 3-89511-036-1

1 2 3 4 02 00 98 97

Umschlaggestaltung: Atelier Reichert, Stuttgart,
unter Verwendung eines Fotos aus Privatbesitz.
Reproduktion: KILTA – Agentur für Werbung, Stuttgart.
Gesamtherstellung: Clausen & Bosse, Leck.

ISBN 3-89511-036-1

Heimaturlaub

Bevor ich mich an die Herausgabe des zweiten Bandes der »Briefe aus dem Busch« mache, muß ich etwas über unseren Heimaturlaub im Jahr 1954 erzählen, der unserer Rückkehr in den Gran Chaco vorausging. »Stillstand heißt Rückgang«, sagt ein Sprichwort, und dies gilt ganz besonders für den Beruf des Arztes, noch mehr für den des Chirurgen. Ich hatte in wissenschaftlichen Zeitschriften von bahnbrechenden Neuerungen in der Narkose und in der Nachbehandlung nach Operationen gelesen, und so war ich begierig darauf, diese während meines Heimaturlaubs kennenzulernen. Ich hatte an den Ordinarius der chirurgischen Universitätsklinik in West-Berlin geschrieben und ihn gebeten, bei ihm hospitieren zu dürfen. Die Antwort war eine freundliche Einladung gewesen. Berlin hatte ich deshalb gewählt, weil dort mein Bruder verheiratet war und ich bei seiner Familie wohnen konnte. Schon im Chaco war meiner Frau und mir klar gewesen, daß sich unsere Wege in Deutschland trennen würden, denn mit unserem Taubstummenunterricht waren wir festgefahren, als es an abstrakte Begriffe wie »Liebe«, »Glaube«, »Vertrauen« ging, und so hatten wir bei der Taubstummenschule in Nürnberg angefragt, ob Erika dort hospitieren dürfe. Nürnberg hatten wir ausgesucht, weil Erikas Schwester und Mutter in Erlangen wohnten und sie mit unserem dreijährigen Cornelius aufnehmen konnten.
Welch ein gewaltiger Umschwung in der Chirurgie seit meiner Assistentenzeit! Ich sperrte Mund und Nase auf. Zwar gab es auf dem Gebiet der Operationstechnik noch keine großen Veränderungen, aber die Narkose ließ mich ahnen, welchen Unterschied die Neuerungen für unsere Patienten in den Tropen bedeuten würden. Die einfache Äthertropfnarkose,

wie wir sie früher praktiziert hatten, war ersetzt worden durch eine intravenöse Narkoseeinleitung, die dann durch ein Äther-Lachgas-Sauerstoffgemisch aus einem Narkoseapparat fortgesetzt wurde.
Wenn wir früher den Äther auf die Narkosemaske geträufelt hatten und wenn die Operation sich über Stunden hinzog, war die Luft im Operationssaal so äthergeschwängert, daß das Operationsteam selber schon fast narkotisiert war. Schlimmer, viel schlimmer aber war die darmlähmende Wirkung des Äthers, die für die Patienten schier unerträgliche Qualen bedeutete und uns Chirurgen nach jeder größeren Operation mindestens drei Tage lang den Schlaf raubte, da wir einen »Platzbauch« befürchten mußten. Zwar kam es äußerst selten vor, daß ein Bauch ganz aufplatzte, aber um so öfter rissen die inneren Schichten durch den Gasdruck, und es entstanden die großen Narbenbrüche, die man später noch einmal operieren mußte. Durch die neuen Narkosemethoden wurden diese Gefahren gebannt, zumal man jetzt den Patienten nicht mehr wie früher nach der Operation drei Tage lang streng auf dem Rücken liegen ließ – eben aus Furcht vor dem Platzbauch –, sondern ihn, sobald er aus der Narkose aufgewacht war, aktivierte und ihn schon am ersten Tag nach der Operation aufstehen und herumgehen ließ, um so einer Darmlähmung vorzubeugen. Alles, was wir als Assistenzärzte gelernt hatten, war also falsch gewesen! Und ich hätte nie gewagt, meine alten Methoden über Bord zu werfen, wenn ich nicht mit eigenen Augen den Unterschied gesehen hätte.
Noch etwas Neues gab es in der chirurgischen Vor- und Nachbehandlung: die intravenösen Infusionen. Wir hatten nur die subkutanen Infusionen gekannt, bei denen die physiologische Kochsalzlösung über dem Brustmuskel unter die Haut gespritzt wurde, bis dicke Kissen entstanden, die sich dann über Stunden hin verteilten, indem sie durch die feinsten Haargefäße aufgesogen und in den Blutkreislauf gebracht wurden. Mit der neuen Methode kam die Flüssigkeit direkt

durch eine Armvene in den Blutkreislauf, so daß das Dürsten drei Tage nach der Operation wegfiel, das für unsere Patienten bei der großen Tropenhitze fast unerträglich gewesen war und vielleicht auch manchen durch Kreislaufversagen das Leben gekostet hatte.
Ich saugte diese neuen Erkenntnisse wie ein trockener Schwamm auf, weil ich mir ja sagen mußte, wie wichtig sie gerade in den Tropen waren.
Neben diesen Vor- und Nachbehandlungsmethoden lernte ich auch so manche Operation, die ich bis dahin noch nie gesehen hatte, denn der Professor ließ mich assistieren, wann immer ich wollte. Während des Operierens fragte er mich aus, wie ich dies oder das im Busch unter solch primitiven Verhältnissen mache, und alle, die zuhörten, staunten nur so. Die Kollegen und das Pflegepersonal überschlugen sich förmlich in Hilfsbereitschaft und schleppten Medikamente, chirurgisches Nahtmaterial und Instrumente bei, oder sie machten mich mit den Fabrikanten bekannt, die mich großzügig versorgten. Am allerwichtigsten schien mir jedoch, einen Narkoseapparat zu bekommen, um diese Methoden draußen auch anwenden zu können. Irgend jemand brachte dann auch eines Tages ein amerikanisches Heeresgerät bei, das sich leicht handhaben ließ und verhältnismäßig preiswert war. Einer der Klinikassistenten, dem es kurz zuvor geglückt war, aus einem Ostblockland zu entkommen, wollte es von seinem ersten Monatsgehalt kaufen und mir schenken. Ich erinnere mich noch gut, wie ich abwehrte, aber er war geradezu beleidigt und meinte, der schönste Dank sei es, wenn ich das Gerät nach ihm benennen und drüben, anstatt zu sagen: »Bringt mir den Narkoseapparat!« rufen würde: »Den Iwan bitte!«
Im Jahre 1954 waren ja in Deutschland noch längst nicht alle Ruinen des Bombenkriegs beseitigt, der Wohlstandsboom hatte noch nicht eingesetzt. Um so mehr rührte mich die Hilfsbereitschaft, die ich von allen Seiten empfing.
Als meine Zeit in Berlin um war, wechselte ich nach Frank-

furt am Main, um bei einer berühmten Spezialistin für Wolfsrachen- und Hasenscharten-Operationen (in der Medizinersprache Lippen-Kiefer-Gaumenspalten genannt) diese zu erlernen, da es zu jener Zeit in ganz Paraguay keinen einzigen Arzt gab, der solche Operationen ausführen konnte. Diese Chirurgin hatte ich von drüben aus angeschrieben; sie hatte mir sofort angeboten, zu ihr zu kommen, und sie hatte für die vier Wochen, die ich dafür vorgesehen hatte, 50 Fälle aufgespart. Wohnen konnte ich während dieser Zeit in dem Diakonissenkrankenhaus, in dem ich als Assistent gearbeitet und meine chirurgische Ausbildung erhalten hatte. Mit den Diakonissen war ich in regem brieflichen Kontakt geblieben, und sie betrachteten mich als *ihren* Missionar und verwöhnten mich nach Strich und Faden.
Zimmer an Zimmer mit mir wohnte ein amerikanischer Pastor, der im Austausch gegen einen Frankfurter Pfarrer hergekommen war. Er konnte kein Deutsch und hatte sich seine Predigten für jeden Sonntag seines Deutschlandaufenthaltes aus dem Englischen ins Deutsche übersetzen lassen, um sie einfach abzulesen. Er bat mich darum, sie mir einmal vorlesen zu dürfen, und ich sollte beurteilen, ob das so ginge, wie er es sich gedacht hatte. Aber als er anfing, konnte ich mich schon nach den ersten paar Sätzen vor Lachen nicht mehr halten. Was war passiert? Er hatte die Übersetzungen in Amerika nicht von einem Deutschen machen lassen, sondern von einem Amerikaner, der den englischen Text Wort für Wort übersetzt hatte, etwa so: »How do you do? Thank you, I am fine! – Wie tust du tun? Danke dir, ich bin fein!« Als ich ihm das klargemacht hatte, sah er selbst ein, daß auf diese Weise in der Kirche nur ein großes Gelächter ausbrechen würde, und das war ja nicht der Sinn der Sache. Er war am Verzweifeln: »Was soll ich denn jetzt machen?« Ich dachte eine Weile nach und sagte ihm dann, die einzige Möglichkeit schiene mir, daß ich dieses verballhornte Deutsch ins Englische zurückübersetze und er mir erkläre, was er habe sagen wollen. Dann gebe es zwei Möglichkeiten: Entweder er suche

sich einen Dolmetscher, der mit ihm auf der Kanzel stehe und Satz für Satz ins Deutsche übersetze, oder ich übertrage ihm den englischen Text ins Deutsche, so daß er Wort für Wort ablesen könne. Dies zog er vor, aber es war ja klar, daß es eine Wahnsinnsarbeit werden würde: aus dem falschen Deutsch ins Englische, aus dem Englischen ins richtige Deutsch übersetzen und alles noch tippen, etwa acht Predigten von je 30 Minuten Dauer!

Wir machten uns unverzüglich ans Werk und saßen so manchen Abend bis Mitternacht beisammen, denn tagsüber war ich ja in der Klinik mit meinen Hasenschartenoperationen beschäftigt. Natürlich konnte es nicht ausbleiben, daß der amerikanische Pastor mich über meine Arbeit im Busch ausfragte. Als ich ihm erzählte, wie heiß es da sei und wie man im OP bei dieser mörderischen Hitze schwitzen müsse, meinte er: »But why don't you use an airconditioner?« (»Warum benutzen Sie denn keine Klimaanlage?«) Ich hatte wohl schon gehört, daß es so etwas gab, aber nie im Traum hätte ich daran gedacht, ein solches Gerät anzuschaffen, es wäre für uns unerschwinglich gewesen.

Als wir mit unserer Predigtübersetzung fertig waren, fragte er mich, was er mir schulde. »Nichts«, sagte ich. »Aber das kann ich nicht annehmen«, meinte er, »Sie haben so viel Zeit für mich geopfert und sich meinetwegen so viel Mühe gemacht, ja, Sie haben mir aus einer prekären Lage geholfen, ohne Sie wäre ich wirklich aufgeschmissen gewesen. Bitte, lassen Sie mich Ihre Arbeit bezahlen.« – »Nun passen Sie einmal auf«, entgegnete ich. »Sie sind ein Reich-Gottes-Arbeiter, ich bin ein Reich-Gottes-Arbeiter, also ziehen wir beide doch an einem Strang. Lassen Sie mich das, was ich für Sie getan habe, als dem Herrn getan betrachten nach dem Bibelwort ›Alles, was ihr tut mit Worten oder mit Werken, das tut alles in dem Namen des Herrn Jesu als dem Herrn und nicht den Menschen‹ (Kolosser 3,17.23).« Da gab er sich zufrieden. Als er später wieder in den USA und ich wieder in Paraguay war, kam eines Tages ein Brief von ihm. Er schrieb, er habe zu Hause von seinem Mißgeschick und meiner Hilfsbereitschaft erzählt, auch von den Bedingungen, unter denen ich arbeiten müsse. Da habe seine Gemeinde spontan beschlossen, das Geld für eine Klimaanlage zu sammeln, und diese habe er nun an unser Krankenhaus abgeschickt und hoffe, daß sie wohlbehalten ankäme. Falls ich Zoll zahlen müsse, schicke er mir auch noch das Geld dafür, ich solle es ihn nur wissen lassen! So wurde meine Mühe doch noch auf eine ganz unerwartete Weise belohnt.

Aus dem Gran Chaco war ich in die Heimat gereist, ohne mich zur Rückkehr zu verpflichten. Mit einem Dreijahresvertrag war ich im Januar 1951 gekommen, dreieinviertel Jahre war ich geblieben. Ich wollte nun dem jungen Arzt, der sein Studium in den USA nur mit der Absicht absolviert hatte, später seiner Kolonie zu dienen, nicht den Platz versperren. Zwar waren früher zwei Ärzte am Krankenhaus der Mennonitenkolonie Fernheim in dem Städtchen Filadelfia beschäftigt gewesen, aber die Verhältnisse hatten sich geändert, da die beiden Nachbarkolonien Menno (später in Loma Plata umbenannt) und Neuland eigene Krankenhäuser gebaut hatten. So war ich mit dem jungen Doktor übereingekommen, er solle während meiner Abwesenheit sehen, wie er allein zurechtkomme, und mich wissen lassen, ob ich zurückkehren solle oder nicht.

Schon bald schrieb er mir, es sei ihm recht, wenn ich wieder käme, denn erstens müsse er noch sein paraguayisches Staatsexamen machen, weil das in USA abgelegte Examen nicht anerkannt werde, und zweitens sehe er jetzt schon ein, daß er noch eine Menge in Chirurgie dazulernen müsse, wenn er einem Posten wie diesem gewachsen sein wolle. Falls ich mich entschlösse, wieder zu kommen, werde er in der Hauptstadt am Baptistenhospital, das unter amerikanischer Leitung stand, eine Assistentenstelle antreten, um sich in Chirurgie weiterzubilden, und sich gleichzeitig auf das paraguayische Staatsexamen vorbereiten. Dieses mußte ja in spanischer Sprache abgelegt werden, und er hatte bis zu seiner Ausreise nach USA nur deutsch und dort nur englisch gesprochen. Außerdem habe er in der Zwischenzeit gemerkt, wie wahr das Jesuswort sei: »Ein Prophet gilt nirgends weniger als in seinem Vaterland.« Die Leute trauten ihm einfach nichts zu, nur weil er einer von ihnen und unter ihnen aufgewachsen sei. Diese letzte Bemerkung tat uns leid, denn es sprach doch eine große Enttäuschung daraus; aber wir konnten ihn verstehen.

In Deutschland hatten sich inzwischen die beruflichen Verhältnisse gebessert, so daß wir auch hier unser Auskommen gefunden hätten. Aber unsere Tätigkeit im Chaco hatte Erika und mich so sehr ausgefüllt, daß wir beschlossen, doch wieder zurückzugehen. Ich war auch begierig, zu erleben, wie anders meine chirurgische Arbeit mit den jetzt erworbenen Kenntnissen sein würde. Wir schrieben also der Kolonieleitung, wir hätten uns entschlossen, wieder zu kommen. Die Freude dort war groß; sie hatten mir ja schon vorher das Versprechen abnehmen wollen, wieder zurückzukehren.

Mir war klar, daß es nicht leicht sein würde, als einziger Arzt an einem Krankenhaus tätig zu sein, denn es hieß ja so viel wie Tag und Nacht, Sonntag wie Werktag im Dienst zu sein. Insofern war es eigentlich jetzt schwerer für uns, hinauszugehen, als beim ersten Mal; damals waren die Berufsaussichten in Deutschland wesentlich schlechter gewesen, und außerdem wußten wir nun, was auf uns wartete, damals hatten wir es nicht gewußt. Trotzdem: Unser Entschluß stand fest, wir waren uns völlig einig.

Erika hatte an der Nürnberger Taubstummenschule ihre Schnellausbildung absolviert, was nur möglich gewesen war, weil ihre Schwester und Mutter sich um unseren kleinen Cornelius kümmerten. Danach war sie zu mir nach Frankfurt gekommen, um bei einer Logopädin die Therapie der operierten Wolfsrachenkinder zu erlernen, die ja alle eine näselnde Aussprache haben; ohne Nachbehandlung ist die ganze Operation vergeblich. Wir wohnten alle drei bei den Diakonissen und fühlten uns wie in Abrahams Schoß.

Als wir die Weiterbildungsstudien beendet hatten, machten wir noch einige Tage Ferien bei meinen Eltern im Schwarzwald, und da wartete eine Arbeit besonderer Art auf mich. Bei meinen Missionsvorträgen in verschiedenen Gemeinden hatte ich erwähnt, daß es unseren volksdeutschen Mennoniten an Lesestoff ebenso wie an Musikinstrumenten fehle. Und nun brachte die Post jeden Tag an die Adresse meiner Eltern Pakete über Pakete mit gespendeten Büchern, die sich mittlerweile schon zu Tausenden im Keller stapelten. Am einfachsten wäre es ja gewesen, die Pakete gar nicht aufzumachen und sie gerade so, wie sie gekommen waren, in die Verschiffungskisten zu packen. Aber da die Frachtkosten teuer waren, wollte ich doch sichergehen, daß die gespendeten Bücher auch für unsere Zwecke geeignet waren. Welch eine Überraschung, als ich da viele alte Hauspostillen und Bibeln auspackte, die das Herz jedes Antiquars hätten höher schlagen lassen, aber für unsere Kolonisten gar nicht paßten! Auch viel Schund war dabei, für den die Frachtkosten zu schade gewesen wären. Was blieb mir also anderes übrig, als alle Pakete aufzumachen und die Bücher zu sortieren, bis ich schließlich etwa 2000 Bände ausgewählt und in frachtgerechte Kisten verpackt hatte! An Musikinstrumenten waren Gitarren, Geigen und Blasinstrumente gekommen, die, wie ich wußte, bei unseren hochmusikalischen Mennoniten sehr willkommen sein würden.
So gingen unsere letzten Urlaubstage dahin, und es wurde Zeit, Abschied zu nehmen. Meine Geschwister hatten wenig Verständnis dafür, daß wir wieder in den Busch zurückgingen, aber meine Eltern sonnten sich im Glück, weil eines ihrer Kinder im Missionsdienst stand, was immer ihr heimlicher Wunsch gewesen war. So konnten wir unbeschwert wieder ausreisen.

1954

Filadelfia, Kolonie Fernheim
Chaco/Paraguay S.A., 21. 10. 1954

Liebe Freunde in der Heimat! Hoffentlich nimmt es uns keiner übel, wenn wir als erstes einmal einen Sammelbrief schreiben. Unsere Briefschulden sind so groß und die Arbeit hat sich hier so angehäuft, daß wir vorerst nicht dazukommen, an jeden unserer Freunde einzeln zu schreiben, und doch möchten wir nicht lange warten, bis wir uns für all die Liebe und Freundlichkeit bedanken, die wir während unseres Deutschlandaufenthaltes erfahren haben.
Unsere Reise verlief »más o meno«, wie der Spanier sagt. Daß es auf einem Dritter-Klasse-Schiff nicht komfortabel ist, weiß ja jeder. Außerdem waren wir alle sehr seekrank, und unser Cornelius heulte: »Das Schiff soll halten, ich will aussteigen, ich will heim zu meiner Großmutter!« Mit unserem vielen Gepäck hatten wir natürlich allerhand Scherereien, besonders in Argentinien, diesem überorganisierten Land. In Buenos Aires steckte sich Cornelius bei unseren Freunden mit Masern an, die dann in Asunción, zwei Tage vor unserer letzten Reiseetappe, ausbrachen und ihn ziemlich stark mitnahmen. Wir hatten uns so gefreut, daß jetzt jede Woche ein großes fahrplanmäßiges Flugzeug in die Kolonie hinausfliegt und wir nicht mehr die kleinen Wackelkisten zu benutzen brauchen. Aber gerade als wir fliegen wollten, ging die große Maschine kaputt, und wir mußten doch das kleine Flugzeug nehmen, das »Taxi« wie früher. Nachdem wir einen halben Tag mit dem fiebrigen Kind auf dem Flugplatz zugebracht hatten, hieß es: »Im Chaco ist Sandsturm, es wird nicht geflogen.« Also zurück in die Stadt und am andern Tag nochmals

raus. Die erste Hälfte des Flugs ging gut, aber dann überzogen sich Himmel und Erde plötzlich ganz braun, das Taxi fing an, die tollsten Luftsprünge zu machen, und wir wurden so geschüttelt, daß wir bis ans Dach hopsten. Uns verging Hören und Sehen, und wir sahen uns im Geist schon unten liegen, aller Sorgen auf immer los und ledig. »Der Sandsturm«, sagte der Pilot, aber das hatten wir schon selbst gemerkt. Wie oft, wenn er ums Haus heulte, hatten wir gesagt: »Da möchten wir nicht in der Luft sein!« Und nun erlebten wir es; es war schauerlich. Statt eineinhalb brauchten wir zweidreiviertel Stunden.

Trotz des glühenden Brodems hatte eine große Menschenmenge, Deutsche und Indianer, auf dem Flugplatz von Fernheim ausgeharrt, um uns willkommen zu heißen. »Hurra, Dr. Dollingers sind wieder da!« stand auf einem Spruchband, und das Händeschütteln wollte kein Ende nehmen. Die bekehrten Indianer, die sich im Gegensatz zu den Wilden das Privileg herausnehmen, einem die Hand zu geben, sagten immer wieder in ihrem ulkigen Indianer-Plattdeutsch: »›S dine ook wadder hier? ›S mine dine oba mucho lang nich sehne, goud datt all wadder doa best!» («Bist du auch wieder hier? Ich hab dich so lang nicht mehr gesehen, gut, daß du wieder da bist!»)

Abends gab es eine Begrüßungsfeier im Krankenhaus, zu der unsere Schwestern ein lustiges Stück und einige Chöre eingeübt hatten. Am Sonntagmorgen war große Jugendkundgebung, bei der ich natürlich von Deutschland erzählen mußte, denn das ist es, was hier alle am liebsten hören und wovon sie nie genug kriegen können. Abends war Gesanggottesdienst in der Kirche, die 2000 Plätze waren dicht besetzt. Nach all den Begrüßungsansprachen vom Oberschulzen und den Kirchenältesten mußte ich wieder reden, und danach kam die Predigt. »Das ist vom Herrn geschehen und ist ein Wunder vor unsern Augen« (Psalm 118,23) war der Text, und der Prediger führte aus, daß so viele Menschen meinen, es gebe keine Wunder mehr, und dabei erlebten sie doch alle heute ein sichtbares Wunder – nämlich daß wir wiedergekommen seien, was kein Mensch in der Kolonie zu hoffen gewagt habe und worum doch alle so viele Gebete zum Himmel geschickt hätten.

Aber nach der Feierei ließ auch die Arbeit nicht lange auf sich warten. Zwar war die Parole ausgegeben worden, die Leute sollten den Doktor sich erst einmal erholen lassen von seinem anstrengenden Urlaub, er sei ganz abgemagert; aber es hatte sich doch viel angesammelt in diesen sieben Monaten, und so ging das Operieren gleich los. Außer unseren Mennoniten und den Indianern waren auch noch Argentinier da, die 300 km weit hergekommen waren. Als sie gehört hatten, daß ich bald käme, warteten sie lieber, als wieder heimzufahren und nochmals zu kommen, und so saßen die Leutchen schon über drei Wochen hier herum. Sie müssen nämlich auf ihrer Reise hierher den Pilcomayofluß überqueren, und das ist nur einmal im Jahr, in der Trockenzeit, möglich. Wenn es regnet, schwillt der Fluß so an, daß sie nicht mehr hinüberfahren können, auch nicht mit Booten, da er dann voller Stromschnellen und Untiefen ist und es darin wimmelt von Piranhas, den gefährlichen Raubfischen. Die Regenzeit kann jeden Tag einsetzen, und so sind sie sehr begierig, bald abzureisen, damit sie noch nach Hause kommen. Welch weites, wildes und ödes Land ist dies doch! Ringsumher ist alles ausgedörrt. Unsere Zisterne ist leer bis auf den Grund, und so haben wir keinen Tropfen Wasser im Haus – ein schöner Anfang! Das Wassersparen fällt einem nach dem nassen Deutschlandsommer besonders schwer. Ich müßte lügen, wenn ich behaupten wollte, daß uns der Wiederbeginn leicht geworden wäre. Wir sehen im Geist die saftigen grünen Wiesen und bunten Blumenbeete daheim – hier nur Sand, grauer Busch und Kakteengestrüpp und dazu der Sandsturm, bald 40 Grad heiß aus Norden, bald 8–10 Grad kalt aus Süden. Abends legen wir uns schweißnaß zu Bett, morgens wachen wir vor Kälte zitternd auf.

Am meisten freut uns, daß die Indianermission inzwischen so

gute Fortschritte gemacht hat. Die beiden kleinen Krankenhäuser, die wir gebaut hatten, sind schon zu eng geworden, und wir haben jetzt hier bei unserem Krankenhaus noch ein Gebäude für Indianerpatienten eingerichtet, das immer voll besetzt ist. Zu unserem größten Erstaunen liegen Chulupí und Enthit-Indianer ganz friedlich in einem Zimmer beisammen, was noch vor einem halben Jahr völlig undenkbar gewesen wäre, und unterhalten sich, da sie ja ihre Sprachen gegenseitig nicht verstehen, auf Plattdeutsch. Sie singen unsere Evangeliumslieder, jeder in seiner Sprache, aber mit derselben Melodie.

Fernheim, 12. 11. 1954

Liebe Eltern! Gestern war der große Tag der Kolonie. Der Präsident kam mit 92 Mann Gefolge zu Besuch, alle mit dem Flugzeug, so daß unser Flughafen ganz großstädtisch aussah. Es war, wie bei solchen Gelegenheiten üblich, ein endloses Stehen und Warten, und ich wurde lebhaft an die Hitlerzeit erinnert, nur mit dem Unterschied, daß es bei 44 Grad Schattentemperatur und 60 Grad in der Sonne nicht so angenehm ist, zu stehen. Am Flugplatz nahmen 20 Personen als Begrüßungskomitee Aufstellung, darunter auch wir Ärzte und die Schüler der Oberschule in hübschen blauen Hosen und weißen Hemden, die Mädchen in blauen Röcken und weißen Blusen. Sie sangen die Nationalhymne, der Präsident gab jedem von uns die Hand, dann ging es in langsamer Fahrt in die Stadt hinein, wo die Bevölkerung Spalier stand. Auf dem Hof der Oberschule war eine landwirtschaftliche Ausstellung aufgebaut, nachher gab es vor dem Koloniehaus eine Art Parade von allen möglichen Landwirtschaftsmaschinen, vorgeführt von den Schülern. Nun hielt der Präsident eine Ansprache; es waren etwa 3000 Menschen von weither zusammengeströmt. Anschließend war Krankenhausbesichtigung, und nachher wurden im Schwesterngarten Erfrischungen gereicht, Saft, Bier, belegte Brote. Der Krankenhauschor sang einige Lieder, und wie üblich mußte ich auch wieder jodeln, wobei alle ganz aus dem Häuschen waren vor Begeisterung. Neben anderen Gästen blieb auch Dr. Rakko aus Halbstadt in der Kolonie Neuland mit seinen Kindern über Nacht, und Erika hatte alle Hände voll zu tun, besonders da sie als Dame des Hauses auch die Präsidentschaftsbewirtung von 110 Personen zu überwachen hatte. Heute ist nun wieder eine grabesähnliche Stille bei uns nach all dem Trubel.

Fernheim, 11. 12. 1954

Liebe Eltern! Wie schnell ist doch die Zeit vergangen – schon wieder ist es höchste Zeit, einen Weihnachtsbrief zu schreiben, wenn er noch rechtzeitig ankommen soll. Hier, wo es derart heiß ist, empfindet man so wenig weihnachtlich, daß es einem schwer fällt, überhaupt daran zu denken. Vor allem wünschen wir Euch ein recht fröhliches, gesegnetes Weihnachtsfest und ein glückliches neues Jahr. In Gedanken sind wir wie immer bei Euch und stellen uns die eingeheizte Stube und draußen den Schnee und die Kälte vor. Hier schallt es allerorten von Chören, die Weihnachtslieder proben, auch ich singe in einem mit, und Erika übt mit den Schwestern ein Singspiel ein, das sie selbst zusammengestellt hat. Ein Sternsinger liest die Weihnachtsgeschichte aus dem Lukasevangelium vor, und dazu singen vier als Engel verkleidete Schwestern und die Hirten die jeweils passenden Lieder. Maria und Joseph sitzen dabei und hören zu.
Hier erlebt man viel Schweres, aber auch manches Schöne. Ich hatte eine Reihe beruflicher Mißerfolge, das hat mich sehr niedergedrückt, obwohl ich mir ja sagen muß, daß nicht immer alles gut gehen kann. Eine alte Oma, bei der die Staroperation erfolglos war, ging heute nach Hause. »Es tut mir so leid, Oma, daß es nichts geworden ist«, sagte ich. »Das macht nichts, Doktor«, entgegnete sie, »ich habe Sie trotzdem sehr lieb. Der liebe Gott hat es eben nicht anders gewollt, das hat mit Ihnen nichts zu tun.« Solche Patienten findet man an-

dernorts kaum. Diese Woche ist eine Staroperation geglückt, der Patient kann schon sehen. Er freut sich so, es ist ihm wie ein Weihnachtsgeschenk. Dann hat man wieder ein bißchen Auftrieb, wenn man so niedergeschlagen war.
Dieser Tage war wieder ein deutscher Pater mit seinem Meßbuben bei uns zu Besuch. Wir haben eine junge paraguayische Frau im Krankenhaus, die dauernd zwischen Leben und Tod schwankt; er kam, um ihr die Beichte abzunehmen und die Letzte Ölung zu geben. Während er hier war, hat er uns die Fensterläden frisch gestrichen. Das ist doch auch etwas Einmaliges: Ein katholischer Pater liest die Messe in einem mennonitischen Krankenhaus und ist mit seinem Ministranten bei einem methodistischen Doktor zu Gast und pinselt dem derweilen die Fensterläden an. So etwas gibt es hier!

Fernheim, 12. 12. 1954, Dritter Advent

Liebe Eltern! Seit wir in Deutschland waren, setzt uns das Klima viel mehr zu als vorher. Vielleicht kommt das auch daher, daß es jetzt in unserem Haus so sehr heiß ist, weil die Schattenbäume abgesägt sind; es ist ein Unterschied von mindestens 10 Grad. Das Absägen hatte seinen Grund darin, daß diese Bäume, die so schnellwüchsig sind, schon nach 15 Jahren abgehauen werden müssen, weil sie sonst schütter werden und die Sonne durchlassen, und dann dauert es mindestens vier bis fünf Jahre, bis neugepflanzte Bäume Schatten geben. Wenn man das vermeiden will, sägt man nach sieben Jahren die Äste ganz nah am Stamm ab und läßt die Bäume frisch ausschlagen, dann geben sie schon im gleichen Jahr wieder Schatten. Unsere Bäume wurden gestutzt in der Hoffnung, daß sie nach dem ersten Regen schnell wieder ausschlagen würden. Nun haben wir aber dieses Jahr eine große Dürre, und da geht das Neuwachstum so langsam, daß die Bäume jetzt gerade erst einen großen Pinsel oben haben. Es ist schade. Heute bezieht sich der Himmel dunkel, den ganzen gestrigen Tag und die Nacht hindurch blies ein ungewöhn-

licher Sandsturm, so hoffen wir, daß es heute noch regnet und die Gebete, die in allgemeinen Gebetsversammlungen in die Höhe gestiegen sind, endlich erhört werden.
Mit den Taubstummen haben wir viel Freude. Dieses Jahr können die Großen schon etwas aufsagen, und wir machen mit den Eltern zusammen ein Weihnachtsfest. Als sie zu uns kamen, konnten sie noch keinen einzigen Buchstaben des Alphabets sprechen und kannten kein Ding mit seinem Namen – und jetzt sagen sie schon Weihnachtsgedichte auf! Es ist der schönste Lohn für alle Mühe. Erika plagt sich mit den Kleinen allein herum und meint manchmal, sie müsse verzweifeln. Dabei haben die Kinder in der kurzen Zeit schon über 100 Wörter auswendig gelernt und können sie auch schreiben und lesen und vom Mund ablesen. Das ist doch schon allerhand! Auch bei den Stotterern hat sie mit ihren neuerworbenen Kenntnissen schöne Erfolge erzielt. Natürlich kostet uns das alles viel Zeit und Geduld, aber das ist wirklich eine Arbeit, von der wir vorbehaltlos sagen können, daß wir sie um Gottes willen tun; denn für alles andere werden wir ja bezahlt, und man kann geteilter Meinung sein, ob das so ganz uneigennützig ist oder nicht.

Fernheim, Weihnachten 1954

Liebe Eltern! Mir ist ein prächtiges Weihnachtsgeschenk vom lieben Gott persönlich zuteil geworden. Ich schrieb ja schon von der paraguayischen Frau, der »Hiesigen«, wie man hier sagt, die vor sechs Wochen in sterbendem Zustand eingeliefert worden war. Sie ist 23 Jahre alt und hat vier Kinder, ein fünftes, das unterwegs war, hat sie von einem Arzt abtreiben lassen, weil dieser sagte, das sei zuviel für sie, und es sei auch ganz ungefährlich. Nun hat sie eine allgemeine Sepsis. Vier Eingriffe überstand sie allen Voraussagen zum Trotz. Danach hing ihr Leben nur noch an einem Fädchen. Es ist ja gegenwärtig entsetzlich heiß, und so war der Blutkreislauf am Erliegen trotz aller Herzmittel und Infusionen. Ich war wirklich dem Verzweifeln nahe und dachte Tag und Nacht an nichts anderes mehr, ja, ich träumte sogar davon.

Während dieser Zeit ging eine merkwürdige Veränderung mit der Patientin vor. Der Pater war ja dagewesen und hatte ihr die Beichte abgenommen und die Letzte Ölung gespendet. Wir hatten ihr die Bibel zum Lesen gegeben, und unser Missionar kam und sprach mit ihr von der Sündenvergebung. Sie spürte auch, mit welcher Hingebung sie von unseren Schwestern gepflegt wurde und wieviel Mühe ich mir mit ihr gab, und fragte ständig, wieso wir das alles täten, ob wir Engel seien. So sagten ihr die Schwestern, daß wir es um Christi willen täten. Sie las dann immer eifriger in der Bibel, und schließlich war sie so weit, daß sie sagte, es sei ihr klar, daß sie nicht leben könne, und sie wolle nun in Frieden sterben, denn sie wisse, daß ihr ihre Schuld vergeben sei. So fürchte sie sich auch kein bißchen vor dem Tode. Nur um ihre vier kleinen Kinder sei es ihr leid. Sie machte einen geradezu verklärten Eindruck, und wir hatten sie inzwischen alle ins Herz geschlossen. Ich glaube, keiner von uns konnte an irgend etwas anderes denken als nur immer an »die Hiesige«. Der Mann saß mit rührender Liebe an ihrem Lager, und sie gab ihm immer ihre Bibel zum Lesen, ebenso all ihren Bekannten und Verwandten, die den weiten Weg von 110 km nicht scheuten, sie zu besuchen. Oft kamen diese und fragten, ob sie nicht auch »so ein wunderbares Buch« haben könnten; sie wollten gerne erfahren, was darin stehe, daß die Frau sich gar nicht vor dem Sterben fürchte. So verteilten wir spanische Bibeln an alle, die darum baten.

Aber ach, wie oft las ich selbst in der Bibel, jeden Tag, und bei all den vielen Verheißungen wurde ich schon ganz irre, weil so gar nichts in Erfüllung zu gehen schien. Ich dachte bei mir: Wenn ich den Glauben hätte, der Berge versetzen kann, wäre sie vielleicht schon gesund. Aber mit meiner Kunst ist es nicht weit her, und außerdem habe ich diesen Glauben nicht ... So war das eine traurige Adventszeit. Anstatt aller Morgen- und Abendgebete konnte ich bloß noch stammeln: »Lieber Gott, erlöse die arme Frau von ihren Leiden, es ist genug, lieber Gott, mach ein Ende!« Damit schlief ich ein, damit wachte ich auf.

Die Kranke wurde mit jedem Tag schwächer. Sie bat, ich solle sie doch nochmals operieren, und als ich ihr sagte, daß sie bestimmt daran sterben würde, meinte sie, dann komme sie in den Himmel und habe ausgelitten, Gott möge sich ihrer Kinder erbarmen. Ich versprach ihr, am ersten kühlen Tag die Operation zu machen. Doch kühle Tage im Hochsommer – das gibt es hier gar nicht. Aber am Samstag vor dem vierten Advent hatte die ganze Nacht der Sandsturm gewütet, daß wir nicht hatten schlafen können; morgens drehte der Wind, es fing an zu regnen, und das Thermometer sank herunter auf 28 Grad! Da ich ihr am Tag zuvor auf alle Fälle eine Bluttransfusion gegeben hatte (von ihrem Mann gespendet), sagte ich: »Jetzt oder nie! So kühles Wetter kriegen wir ein halbes Jahr lang nicht wieder!«

Also – den Bauch zum fünften Mal aufgemacht in fünf Wochen! Die Operation dauerte zweieinhalb Stunden, und ich schwitzte trotz der Kühle wie ein Brunnenputzer. Draußen regnete es ununterbrochen, das war die reinste Himmelsmusik. Leider war das elektrische Licht wieder einmal ausgefallen, so mußten wir mit Hilfe der Taschenlampe operieren. Alle Voraussetzungen waren denkbar schlecht. Als die Patientin im Bett lag, sahen wir, daß es zu Ende ging: kein Bewußtsein mehr, kein Puls zu fühlen.

»Schnell, schnell!« sagte ich zu dem assistierenden Arzt, »Bluttransfusion! Nur noch die kann sie retten.« Aber wer? »Nehmen Sie es von mir«, sagte ich. Er wollte protestieren, daß ich jetzt zu erschöpft sei und daß es sowieso nichts mehr nütze. Aber ich wollte alles getan haben, was ich konnte. Wir zogen das Blut in die Flasche ab, und er wollte es infundieren, ich war schon zu müde – aber er kam in keine Vene mehr, die waren alle ganz blutleer, es schien aussichtslos. Er hatte schon an mehreren Stellen aufgeschnitten und die Venen freigelegt, es half alles nichts. »Ich gebe auf«, sagte er, »wenn Sie noch einen Versuch machen wollen?«

So legte ich noch eine Vene frei, es gelang, das Blut rann durch ihre Adern, sie belebte sich und wachte auf, der Puls fing an zu schlagen. Ach, so etwas kann man nicht beschreiben, man muß dabeigewesen sein. Es ist so aufregend, daß es keine Ausdrücke dafür gibt. Nun bekam sie noch reichlich Traubenzuckerinfusionen in dieselbe Vene. Sie überstand es.

Ich legte mich hin und kriegte einen Neuralgieanfall wie seit Jahren nicht mehr. Erika hat Tag und Nacht treulich bei mir gewacht und Wärmflaschen gemacht. Nach etlichen Tagen war es durchgestanden. Mich beseligte nur das eine Gefühl: Die Hiesige lebt! Sie lebt und glaubt, und mein Unglaube ist von Gott widerlegt worden. Wie weggeblasen waren auch meine vielen Zweifel in all den Wochen seit meiner Rückkehr, ob es recht war, daß ich wiedergekommen bin. Lohnt es sich nicht, vier kleinen Kindern die Mutter zu erhalten? Und einer ganzen Gruppe von Menschen ein neues Licht ins Leben zu geben?

Nun will ich noch das Ende der Geschichte erzählen. Am 23. Dezember hatten wir unsere Weihnachtsfeier im Krankenhaus wie alle Jahre. Das war sechs Tage nach der Operation. Und da stand sie schon auf und nahm daran teil! Es war uns allen unfaßlich, daß sie so schnelle Genesungsfortschritte machte. Da wir ziemlich viele Hiesige als Patienten hatten, lud ich einen Prediger ein, der Spanisch kann, und so machten wir die Feier deutsch und spanisch und sangen auch die Weihnachtslieder auf spanisch. Die Patientin saß da in ihren Kissen und weinte vor Rührung und Glück. Nachher hatten wir Bescherung, und Erika hatte für jedes der vier Kinder ein Kleidchen oder Höschen genäht, die Schwestern schenkten ihr auch allerlei, und die Kolonie will die Krankenhauskosten, die wegen der teuren Medizinen schon in die Tausende Guaranís gehen, zum größten Teil erlassen, weil die Leute so arm sind. Da saßen nun Deutsche, Indianer und Hiesige einträchtig beisammen – wirklich ein richtiges Missionskrankenhaus.

1955

Fernheim, 5. 2. 1955

Liebe Freunde! Wir haben dieses Jahr einen außergewöhnlich heißen und trockenen Sommer. Jetzt, in der sogenannten Regenzeit, wo wir das Wasser für den größten Teil des Jahres sammeln sollten, sind unsere Zisternen leer, und der dauernde Wassermangel ist schon beinahe eine Qual. Man muß ja mindestens zwei- bis dreimal am Tag baden und ebenso oft die Wäsche wechseln, zwei- bis dreimal pro Woche auch die Bettwäsche. Es sollte jetzt die Zeit des Jahres sein, in der hier einmal alles eine Weile schön grün ist, aber vor Dürre fällt das Laub von den Bäumen, und es gibt kein bißchen Obst und Gemüse. In ganz Südamerika soll es so sein, das sind schlechte Aussichten für die Ernte. Viele Bauern konnten wegen der Trockenheit gar nicht säen. Da könnt Ihr Euch vorstellen, wie verzagt die Leute sind.

Im Krankenhaus gibt es Arbeit die Fülle. Sei es, daß die Menschen vor ihrer Mutlosigkeit und Depression in die Krankheit flüchten, sei es, daß sie durch die entsetzliche Hitze wirklich mehr krank sind als sonst, jedenfalls sind die Sprechstunden und das Krankenhaus fast immer überfüllt. In meinem engen, kleinen Kabäuschen von Sprechzimmer ist von all den schwitzenden Menschenleibern solch ein Dunst und Dampf, daß man zu ersticken meint, wenn man an einem Vormittag 30 bis 40 Patienten untersucht hat. Alle Operationen, die nicht dringend sind, schiebe ich hinaus bis auf die kühlere Zeit, denn nicht allein, daß es für mich im OP bei den wegen der Insekten geschlossenen Fenstern und Türen fast nicht zu ertragen ist, sondern die Patienten leiden auch kreislaufmäßig so sehr trotz aller Infusionen. Trotzdem habe ich allein im Januar schon etwa 25 größere Operationen machen müssen. Seit wir die regelmäßige Flugverbindung hier heraus haben, hat sich meine Praxis räumlich sehr ausgedehnt, wenn man so sagen darf. Kamen früher die Patienten Hunderte von Kilometern mit dem Fuhrwerk, so kommen sie jetzt schon bis zu 2000 km weit mit dem Flugzeug her, um sich operieren zu lassen – natürlich nicht, weil ich so berühmt wäre, sondern weil es bei uns so billig ist. Selbst wenn sie die weite Reise mit dem Flugzeug machen, kommen sie noch viel billiger weg, als wenn sie sich dort operieren ließen. Die Patienten kommen jetzt nicht nur aus allen Teilen Paraguays, sondern auch aus Brasilien und Argentinien.

So haben wir ständig ein buntes Völkergemisch im Krankenhaus: unsere blonden Friesentypen, »Hiesige«, das heißt Mestizen aller Schattierungen und Zivilisationsstufen, Indianer der beiden unter uns lebenden Stämme und Indianer von weit, weit aus dem Busch, kein Mensch weiß woher. Es sind Wilde mit Bärten und langen Haaren, wie wir sie noch nie gesehen haben. Ihre Sprache verstehen wir überhaupt nicht, und sie verstehen noch viel weniger Deutsch als unsere Indianer hier.

Es ist eine interessante Sammlung von Fällen, um die mich mancher Professor daheim beneiden würde: Augenlidplastiken, Star, Prostata, Nierensteine, Wolfsrachen, Darmresektionen, gynäkologische Operationen. Die Befriedigung, die man empfindet, wenn diese Menschen gesund nach Hause gehen, ist die Entschädigung für das, was das Leben hier sonst von einem fordert. Ihre Dankbarkeit ist grenzenlos, und man merkt daran, daß man in der Wildnis lebt, denn der Undank ist eine Zivilisationskrankheit. Oft genug vergöttern einen diese einfachen Menschen, und ich sage ihnen dann: »Nicht ich habe euch gesund gemacht, sondern Gott, ich bin nur sein Asistent!« Wenn sie mich dann ungläubig ansehen, lese ich ihnen einige Stellen aus der Bibel in ihrer Sprache vor, und das ist ihnen so neu, daß sie betteln, auch so ein »wunderbares Buch« zu bekommen. Sehe ich sie – sofern sie nicht Analphabeten sind – mit Heißhunger darin lesen, dann denke ich bei mir: Wie wenig lesen wir in diesem »wunderbaren Buch«! Wenn wir es auch alle Tage beim Morgen- und Abendsegen tun, ist es doch noch lange nicht genug.

Oft kommen auch die hochwürdigen Herren Patres von der nächsten katholischen Missionsstation – 110 km von hier – als Patienten oder mit Patienten. Sie sind hochgebildete Deutsche und wohnen als unsere guten Freunde auch immer bei uns. Es ist für uns eine schöne geistige Anregung, wenn wir abends zusammen im Garten sitzen und allerhand Probleme erörtern. Unlängst war einer da, der früher Ingenieur in Düsseldorf war, im Krieg in russische Gefangenschaft kam und ein Gelübde tat, wenn er freikäme, in die Mission zu gehen. Er baut seit fünf Jahren ganz allein an einer Kirche und hat schon 600 000 Ziegel geformt, gestrichen, gebrannt und vermauert mit ein paar Indianern als Handlangern. Diese geistlichen Herren, die aber nicht im Ordenskleid gehen, sondern in Tropenhelm, Polohemd, Reithosen und Reitstiefeln, sind immer aufs Arbeiten aus und machen sich bei uns nützlich, indem sie Reparaturen am Haus vornehmen oder im Garten arbeiten, wenn es geregnet hat.
Auch sonst mangelt es uns nie an Besuch. Oft kommt es uns so vor, als sei unsere Kolonie für die Besucher etwas Ähnliches wie die Sieben Weltwunder für die Menschen der Antike. Immer wieder kommen sie in großen Flugzeugen aus Nordamerika, Europa, den südamerikanischen Ländern und staunen über das »Wunder« der Besiedlung der Grünen Hölle.
Ich fange früh um 6 Uhr mit Taubstummenunterricht an, gehe ins Krankenhaus, gebe dann – wenn möglich – noch eine Stunde von 11–12 Uhr, habe Schwesternunterricht von 14–16 Uhr und wieder Taubstumme von 16–17 Uhr, dann Abendvisite und kleine Sprechstunde, so daß ich nie weniger als 11–12 Stunden am Tag arbeite. Erika gibt über 20 Stunden Unterricht pro Woche.
Demnächst geht ein zweijähriger Schwesternkurs zu Ende, und am 1. März fange ich einen neuen Kurs mit sieben Schülerinnen an. Mehr kann ich an unserem kleinen Krankenhaus nicht verkraften. Wir haben 22 Schwestern.

Fernheim, 6. 3. 1955

Liebe Eltern! Ja, es stimmt schon, die Lust, irgend etwas über die Pflicht hinaus zu tun, vergeht einem bei der Hitze. Aber ich vertrage die Hitze immer noch besser als diese gewaltigen Temperaturstürze, wie wir letzte Woche wieder einen hatten. Wenn man wochenlang über 40 Grad gehabt hat und dann plötzlich das Thermometer auf 15–18 Grad sinkt, friert man wie ein Schneider. Zwei Tage lang war es kalt und neblig und der Himmel hing voller Wolken, so daß wir dachten, es komme ein tüchtiger Landregen. Aber heute ist es wieder siedend heiß, und geregnet hat es nicht. Vom letzten Regen vor ein paar Wochen hatten wir nach wochenlanger Pause endlich etwas Wasser in die Zisterne bekommen, und Erika hat es gespart wie etwas Kostbares, damit wir recht lange damit reichen. Jetzt guckt doch gestern unser Hans, der Hausbursche, der uns Wasser fährt und Holz hackt, in die Zisterne hinein und sieht darin ein großes Skelett. Er rief uns sofort, und ich war der Meinung, es müsse von einer Riesenschlange oder einem Landkrokodil sein, denn es hatte an der Wirbelsäule nur ganz kleine Fortsätze, nicht wie die Rippen eines Säugetieres. Ich sagte gleich: »Ausleeren!« Erika brach fast in Tränen aus, als sie das hörte: »Jetzt habe ich das Wasser die ganze Zeit so gespart, und du willst es einfach ausgießen, das viele schöne Wasser!« Ich: »Na, und das Vieh da drin?« Sie: »Was macht denn dir das Skelett aus? Du hast doch die ganze Zeit von dem Wasser getrunken.« Ich: »Das Skelett macht mir überhaupt nichts aus, aber das Tier, das drum rum war und in der Zisterne verwest sein muß! Brrr ...« Daran hatte sie freilich nicht gedacht, und so machten wir uns beinahe heulend daran, das gute, klare Wasser auszuschöpfen. Fast 3000 Liter! Es war eine Heidenarbeit, aber die Taubstummen halfen beim Pumpen, bis nichts mehr kam, und dann haben wir den Rest mit dem Eimer von unten heraufgegeben. Es schwammen natürlich auch noch viele Tausendfüßler und Kröten und Skorpione darin herum, außerdem war unten eine dicke Schlammschicht, so hat es sich doch gelohnt und reute uns nicht so sehr. Die schönen Wolken, auf die wir beim Schöpfen gehofft hatten, sind abgezogen, als ob wir sie gar nichts angingen, und wir sitzen wie zuvor wieder ohne einen Tropfen Wasser da!

Mit den Taubstummen hatten wir gestern ein merkwürdiges Erlebnis. Ehrlich gestanden hatten wir in letzter Zeit bisweilen reichlich genug und dachten darüber nach, ob wir die Sache überhaupt weitertreiben sollten. Ich kann mich zur Zeit nicht mehr als zwei Stunden am Tag mit ihnen abgeben. Da die Kinder aber unbedingt eine bestimmte Stundenzahl haben müssen, damit sie nicht unbeschäftigt herumlungern, muß Erika täglich fünf Stunden unterrichten. Das ist viel neben ihrem Haushalt her, wo man hier bei dem unablässigen Staub so viel putzen muß und wo das Essen so sehr umständlich zu kochen ist. Helfen läßt sie sich von den taubstummen Mädchen gar nicht mehr, seit ein Vater eines Mädchens sagte, er möchte bitten, daß seine Tochter etwas mehr Zeit zum Lernen bekomme und weniger arbeiten müsse. Ich hatte ihm geantwortet, wenn er für Unterricht, Kost und Wohnung keinen Pfennig zu bezahlen brauche, könne er nicht noch erwarten, daß wir ein Dienstmädchen anstellten, um seine Tochter bedienen zu lassen. Die Arbeit im Taubstummenhaus (Putzen und Waschen) müsse von den vier großen Mädchen gemacht werden; andernfalls könne er seine Tochter nach Hause nehmen. Erika sagte, schließlich laufe es noch darauf hinaus, daß die Leute meinten, wir machten die ganze Taubstummenarbeit nur, um billige Dienstmädchen zu haben. Da mache sie das bißchen Arbeit auch noch vollends allein, zumal sie es gern tue.

Wie gesagt, wir waren schon am Überlegen, wie wir die Taubstummensache aufgeben oder einschränken könnten, da kommt gestern ein Mann mit einem taubstummen Kind von 1000 km weit hergeflogen, mit Sack und Pack, und sagt: »Guten Tag, ich wollte mal fragen, ob ich die Kleine nicht hierlassen kann.« Erika sagte nachher, es sei gerade, als ob uns Gott einen Wink mit dem Zaunpfahl gegeben hätte: »Euch werde ich helfen, euch zu drücken! Da habt ihr noch eins dazu, damit ihr wißt, was ihr zu tun habt!« Jetzt haben wir also elf. Wer weiß, wie viele das noch werden!

Fernheim, 15. 3. 1955

Liebe Eltern! Vorgestern hatten wir Schwesterneinsegnung. Es war ein großes, gut gelungenes Fest. Früh hatten wir bei uns im Haus Gebetsgemeinschaft mit dem ganzen Krankenhauspersonal, danach kam die Einkleidung und Überreichung der Diplome. In der Kirche, in die wir geschlossen einzogen, sprachen der Verwalter, dann drei Prediger und zuletzt ich über Römer 12,8: »Übt jemand Barmherzigkeit, so tue er's mit Lust.« Wir hatten auch wieder wunderschöne neue Chorlieder eingeübt, und zwei Einsegnungsschwestern trugen Gedichte vor.
Nachmittags um 5 Uhr hatten wir im Krankenhaus mit den Schwesterneltern und den Koloniespitzen ein gemeinsames Essen, es waren insgesamt 90 Personen. Bei Dunkelwerden kamen alle zu uns hinters Haus, wo wir die Wimpelchen aufgehängt und die Lampions angezündet hatten; so etwas ist natürlich für die Leute hier etwas ganz Neues. Nun folgten Gedichte, Lieder und eine Aufführung, im heiteren Teil wieder allerhand Lieder und ein kleiner Jux, »Das Schwesternleben«. In Versen hatte ich sämtliche unangenehmen Seiten des Schwesternlebens für unsere neuen Schülerinnen und für die Eltern geschildert, und hinter jedem Vers kam der Refrain: »Ja, das Schwesternleben, das ist schön, es ist, um auf dem Kopf zu stehn.« Dazu hatten wir in Brusthöhe einen Vorhang gespannt, hinter dem einige Schwestern hervorguckten. An den Händen hatten sie Schuhe, und bei dem Refrain gingen sie immer in die Knie und streckten die Hände hoch, so daß es aussah, als stünden sie tatsächlich auf dem Kopf. Ach, haben die Leute gelacht! Hier wirkt das ja alles viel mehr, weil es sonst immer so ernst zugeht. Dann kam noch eine Aufführ-

rung, »Tante Linda und die Wundermedizin«. Die Tante ist so eine hysterische Schraube, die immer krank spielt und sich von allen mißverstanden glaubt. Plötzlich kommt ihre Nichte und bringt ihr eine Wundermedizin; als sie die einnimmt, ist sie mit einem Schlag wie neugeboren, dabei war es bloß, wie die Nichte leise verrät, Himbeersaft. Diese Schraube spielte ich, mit Stöckelschuhen und in einem blau-weiß gestreiften Kleid. Auf dem Kopf hatte ich ein Haarnetz, unter dem die Haare hervorquollen, so daß es wie so ein moderner Lockenkopf aussah. Die Zuschauer haben geschrien vor Lachen, sie konnten sich gar nicht mehr fassen.
Nun, es war für alle, besonders für die Schwestern, ein großer Tag, von dem sie wieder lange zehren. Am meisten haben sich die Taubstummen amüsiert; denn sie verstehen sonst kaum etwas von dem, was gesagt wird, und jetzt konnten sie einmal beim bloßen Zuschauen lachen.

Fernheim, 8. 5. 1955

Liebe Eltern! Bei uns ist zur Zeit nicht nur vorn, sondern auch hinten im Doktorhaus ein Krankenhaus. Erst hatte Erika Grippe, dann bekam Cornelius Windpocken, und zwar sehr heftig mit tagelangem hohem Fieber und großen, eitrigen Blattern, zuletzt kriegte ich die Grippe. Aber ich hatte keine Zeit, ins Bett zu liegen, es war einfach zu viel Arbeit – im Krankenhaus 30 schwerkranke Patienten mit den allerausgefallensten Krankheiten, in der Sprechstunde haufenweise, dazu sollen im südlichen Chaco unter den Indianern die schwarzen Pocken ausgebrochen sein. Der Gesundheitsminister kam eigens mit dem Flugzeug herausgeflogen, um sich zu orientieren, und wir bekamen die Auflage, alle Menschen zu impfen, obwohl man bis jetzt noch keinen Fall positiv feststellen konnte. So mußten wir rausfahren auf die weit entfernten Dörfer und an einem Tag oft mehrere hundert Personen impfen. Ich band mir eine Maske vor den Mund, um meine Patienten nicht mit Halsweh, Husten und Schnupfen anzustecken. Unsere Indianer setzten uns in Erstaunen: Unaufgefordert kamen sie in Scharen daher und wollten auch geimpft sein; wer weiß, wo sie es erfahren hatten. Welch ein Umschwung in den paar Jahren! Es gibt jetzt schon viele Christen unter ihnen, und immer wieder beschämen sie einen damit, wie radikal sie mit ihrer Vergangenheit Schluß gemacht haben. Sie sind fleißig, aufrichtig, enthaltsam und freundlich. Gar nicht leiden können sie, wenn man ihnen keine eindeutige Antwort gibt. »Mal sehen« ist lügen, sagen sie.

Unter Hängen und Würgen habe ich mich die ganze Woche hingeschleppt, heute geht es mir wieder so einigermaßen. Eukalyptusbonbons, Terpentindämpfe, Pfefferminztee (von den katholischen Patres), Zitronen- und Orangensaft haben geholfen. Erika sagt, es sei zum Lachen, daß der Doktor sich selbst immer nur mit Hausmittelchen kuriere und den Patienten wer weiß was verschreibe. Es ist aber nicht zum Lachen, sondern viel eher zum Heulen, daß die Patienten nicht zufrieden sind, wenn man ihnen solche Hausmittelchen verordnet und keine Medikamente und Spritzen.

Bei uns ist es jetzt, wenigstens nachts, sehr kalt, und wenn wir frühmorgens losfuhren auf die Dörfer, hatte ich Pullover, Strickjacke, lange Wollstrümpfe und die Schafpelzjacke an – wie in Sibirien! Aber Ihr könnt Euch nicht vorstellen, wie empfindlich man in diesem heißen Klima gegen einen plötzlichen Kälteeinbruch ist. Unser Kamin in der Halle funktioniert tadellos, die dicken Scheite prasseln den ganzen Tag und verbreiten eine wohlige Wärme. Wenn wir abends bei traulichem Lampenlicht (den Kronleuchter habe ich selbst gemacht) in unseren neuen, bequemen Korbsesseln am Kaminfeuer sitzen, klassische Musik im Radio aus Deutschland oder aus Uruguay hören, etwas knabbern und lesen oder uns unterhalten, dann meinen wir, es bleibe uns überhaupt nichts mehr zu wünschen übrig auf dieser Welt. Vergessen sind Sandstürme, Hitze und Öde ringsum. Ja, es ist eine schöne Jahreszeit! Es hat doch noch Obst gegeben trotz aller Dürre, wie durch ein Wunder haben sich die Bäume nach dem großen Regen erholt, und so haben wir jede Menge Mandarinen, Apfelsinen und Grapefruits. Im Garten blühen die Blumen, und alles ist so dicht belaubt, daß man nicht einmal mehr zum Krankenhaus sehen kann. Erikas Gemüsegarten macht sich auch, wir ernten schon Radieschen. Neulich haben wir als große Überraschung aus Bolivien einen Korb voll Kartoffeln bekommen, das war ein Fest! Wieder einmal Kartoffelsalat, Bratkartoffeln usw.! Da uns unsere Arbeit so ganz ausfüllt und wir bei allen Menschen wohlgelitten sind, denken wir in solchen Stunden, daß es uns doch schwerfallen würde, von hier wegzugehen, trotz aller Unbilden, die man in Kauf nehmen muß. Für uns geht es nicht darum, ob wir an einen besseren Platz, in eine schönere Gegend kommen, sondern nur darum, ob wir Gott besser dienen können, unsere Gaben noch besser entfalten, einen größeren Wirkungskreis bekommen. Hier muß man sich doch in vielen kleinen Aufgaben verzetteln, was natürlich zusammengenommen auch etwas Rechtes ergibt, aber wobei so vieles, was man kann und gelernt hat, brachliegt. Außerdem habe ich, als ich mein Leben in Gottes Dienst gestellt habe, mehr an einen evangelistischen, einen Zeugendienst gedacht, zu dem mir mein ärztliches Handwerk helfen sollte; aber hier sind ja die Menschen fromm und bekehrt, so bin ich im Grunde genommen nichts als Arzt und Lehrer. Ich frage mich: Ist das nicht zu wenig, wenn man das erlebt hat, was ich erlebt habe? Wie oft habe ich Gott gebeten, er möge mir den rechten Weg zeigen! Ich will aber nichts erzwingen und überstürzen, sondern alles ruhig an mich herankommen lassen.

Fernheim, 15. 5. 1955

Liebe Freunde! Wiederum ist ein Vierteljahr vergangen, und Eure lieben Briefe häufen sich unbeantwortet in meiner Schublade. So will ich wieder einen Schrieb loslassen, damit Ihr wißt, wie es uns in der Zwischenzeit ergangen ist.

Das aufregendste Ereignis war wohl im Februar ein Überfall der wilden Moro-Indianer auf einige unserer Dörfer. Diese noch ganz unerforschten Wilden leben nördlich von uns und haben in den 25 Jahren seit Bestehen unserer Kolonie hin und wieder einsame Viehstationen überfallen und die Besitzer getötet. Noch niemals sind sie aber in ein Dorf eingefallen, und kein Mensch weiß, was sie dazu veranlaßt hat, nun plötzlich am hellichten Tag aufzutauchen und mit Pfeil und Bogen, Äxten und Speeren die Dorfleute, die gerade bei der Siesta waren, anzugreifen und teilweise gräßlich zu verstümmeln. Mein Krankenhaus war für kurze Zeit in einen Truppenverbandplatz verwandelt, und ich fühlte mich in den Krieg zurückversetzt. Ein Verwundeter war böse zugerichtet. Die Moros hatten ihn mit einer Axt skalpiert (aber der Skalp hing noch am Kopf) und ihm den linken Unterarm zertrümmert und etliche Pfeile in den Bauch geschossen. Während seine Frau mit den kleinen Kindern davonlief, zog er sich die Pfeile aus dem Bauch (sie hatten Eisenspitzen) und schlug mit der unverletzten Hand drauflos, obwohl sie ein ganzes Rudel waren. Da nahmen sie alle mit Angstgebrüll Reißaus. So sind sie also nicht sehr mutig; das entspricht nicht der Vorstellung, die man sich von wilden Indianern macht. Wir wunderten uns, daß die Hunde nicht angeschlagen hatten, aber die Dörfler erzählten uns, daß die Indianer sich ganz mit Pumafett eingeschmiert hatten und obendrauf mit Ruß, so daß die Hunde von dem Pumagestank Angst bekommen hatten und mit eingezogenem Schwanz in den Busch geflohen seien. Es waren alles große Kerle, rabenschwarz, mit langen Haaren und Bärten. Sie waren nackt bis auf einen Lendenschurz und Kopfschmuck aus Federn. Natürlich ist jetzt die ganze Kolonie verstört, und man berät, welche Gegenmaßnahmen man ergreifen will. Die meisten stellen die Jagdflinten bereit und wollen gleich schießen, wenn sie kommen. Nun geht es mit der Wehrlosigkeit aus dem Theoretischen ins Praktische. Wehrdienst zu verweigern ist eine recht bequeme Sache, solange einem keiner was tut. Aber wenn es einem an den Kragen geht, sieht man, was solche Ideen wert

sind. Sie sind es wert, daß man sie eben theoretisch bejaht, aber praktisch lassen sie sich nicht durchführen.
Nun, den Skalp habe ich wieder angenäht, er ist schon beinahe heil, aber der Arm wird noch seine Zeit brauchen; der Mann ist noch dazu ein Schmied. Da die nördliche Buschwildnis, also das Gebiet der Moro, nur 200 m von unserem Haus entfernt beginnt, leben wir in der unmittelbaren Gefahrenzone. Unsere Siedler bewundern unsere Ruhe, aber wenn man sechs Jahre Krieg hinter sich hat, muß man gelernt haben, daß unser Leben in Gottes Hand steht.
Ein großes Erlebnis war für unsere Kolonie der Besuch des deutschen Botschafters, der mit seinem Gefolge unser persönlicher Gast war. Morgens nahmen die Schwestern und die Schüler in ihren hübschen Schultrachten auf dem Flugplatz Aufstellung und sangen das Deutschlandlied, tagsüber besichtigte er unsere Kolonie und fuhr auch nach Menno, abends sprach er zur Bevölkerung und zeigte Lichtbilder, und danach gaben wir ein großes Bankett, zu dem die Kolonieräte und die Oberschullehrer mit Frauen eingeladen waren. Erika machte ein kaltes Büfett mit vielen kleinen Leckereien, die ich schon vor einiger Zeit aus dem Delikatessengeschäft in Asunción mitgebracht hatte. Mit unserem schönen Geschirr konnten wir auch einmal wieder glänzen. Der Erfolg war natürlich der übliche: Die Gäste meinten, hier lebe man doch nicht schlecht! Dabei war den meisten von unseren Leuten fast alles unbekannt, solche Sachen hatten sie noch nie gesehen und gegessen. Dieser Besuch war sehr anstrengend, und wir überlegten uns hinterher, ob es richtig ist, alles im besten Licht zu zeigen, wenn hohe Herrschaften aus Paraguay oder USA kommen. Sie müssen bei so einem kurzen Rundgang denken, wir hätten hier das Paradies auf Erden. Ich würde ihnen ja die elendesten Hütten zeigen, die wir überhaupt haben, aber natürlich haben die Menschen hier doch auch einen gewissen Stolz darauf, daß sie es in 25 Jahren ohne jede staatliche Hilfe in dieser öden Wildnis so weit gebracht haben. Das können wir ihnen nicht verdenken.

Eines Tages standen zwei Männer und eine Frau da und wollten bei uns als Taubstummenlehrer ausgebildet werden. Im Internat war kein Platz für sie und ein Hotel gibt es nicht, so mußten wir sie aufnehmen. Mit all den taubstummen Kindern und diesen Gästen glich unser Haus einer »Herberge zur Heimat«. Erika, die gerade eine Grippe überstanden hatte, mußte für die ganze Gesellschaft – 18 Personen! – kochen, wobei natürlich auch der Unterricht weiterlaufen mußte. Plötzlich kam der Oberschulze, schaute sich den Betrieb an und fragte, was denn das für ein Haufen Leute bei uns sei (hier beobachtet ja jeder, was beim andern vorgeht). Ich erzählte es ihm, und er entrüstete sich, die Leute seien ja verrückt, er werde sie sofort anderswo einquartieren. Erika wollte nichts davon hören; sie meinte, es stehe doch schon in der Bibel (Römer 12,13): »Herberget gern.« Aber er entgegnete, wenn es uns einerlei sei, daß wir uns zu Tode schuften, sei das unsere Sache, aber es sei auch Sache der Kolonie, weil sie dann nichts mehr von uns hätten, und so müsse er schon aus Eigennutz Abhilfe schaffen. Natürlich waren die Leutchen ein bißchen beleidigt, aber wir waren doch froh, als es ruhiger wurde bei uns.
Die Taubstummenschar wird jetzt etwas kleiner, weil einige Kinder abgehen. Unsere erste Schülerin bereite ich eben mit Bibel und Katechismus auf die Taufe vor. Der Älteste hat versprochen, sie zu taufen, wenn auch natürlich nicht alles so sein kann, wie es nach mennonitischen Prinzipien sein müßte, denn Bekehrung, Sündenerkenntnis, Sündenvergebung usw. sind für einen Taubstummen schwere Begriffe, die nicht leicht zu erklären und zu erfassen sind. Wenn sie getauft ist, lasse ich sie nach Hause. Sie liest jetzt schon selbständig Geschichten und Märchen, nur wenige Wörter fehlen ihr dazu. So haben wir eigentlich das erreicht, was uns vorschwebte, als wir damals mit ihr anfingen: daß sie die Bibel lesen und verstehen kann, daß sie getauft wird und abends zum Zeitvertreib Geschichten lesen kann. Der Unterricht mit den anderen drei Schülern der obersten Klasse macht uns das größte Ver-

gnügen. Es ist wunderbar, wie sie jetzt anfangen, in Sätzen zu sprechen, daß sie die Grammatik verstehen und Briefe schreiben können. Vom Direktor der Taubstummenschule in Nürnberg, unserem Mentor, bekamen wir einen wunderschönen Brief. Er schrieb, wir sollten nicht enttäuscht sein, wenn die Kinder so abgerissen sprechen. Nur sehr, sehr wenige brächten es zum normalen Sprechen. Man müsse durchaus zufrieden sein, wenn sie Gesprochenes aufnehmen und Geschriebenes lesen können.

Zur Zeit röntgen wir die ganze Bevölkerung durch, wie es daheim vom Gesundheitsamt gemacht wird. Leider haben ziemlich viele unserer Indianer Tb, und da sie bei den Siedlern auf den Höfen aus und ein gehen, stecken sie viele an. Das ist ein ernstes Problem für mich. Nun durchleuchte ich jeden Vormittag 20 Personen, mehr schafft unser Apparat nicht, ohne daß die Sicherungen durchbrennen. Dieses Jahr gibt es hier so viele Kinder wie noch nie, eine wahre »Rekordernte«, und die Mütter scheinen es sich in den Kopf gesetzt zu haben, alles so kompliziert wie möglich zu machen, so daß ich oft dabeisein und »den Hebamm« spielen muß. Ulkig kommt es mir immer vor, wenn die Hiesigen-Frauen eigens zur Entbindung mit dem Fuhrwerk 400 km und mehr durch den Busch zu uns gefahren kommen. Auf meine Frage, warum sie denn das nicht zu Hause abmachten, bekomme ich die verblüffende Antwort: »Yo quiero un rubio!« (»Ich möchte ein blondes Kind!«) Sie bilden sich allen Ernstes ein, weil unsere deutschen Kinder alle weißblond sind, bekämen sie in unserem Krankenhaus auch ein blondes, obwohl Vater und Mutter kohlrabenschwarz sind. Für sie scheint unser Krankenhaus hier so eine Art »Kindlesteich« zu sein, wo man sich die Babys auswählen kann.

Der neue Schwesternkurs setzt sich aus Mädchen aller paraguayischen Kolonien zusammen, ja, eine kommt sogar aus Brasilien, 2000 km von hier. Meine Schwestern will man mir von überallher wegschnappen, kaum daß sie ausgelernt haben, obwohl unser Examen nicht einmal staatlich anerkannt

ist, weil wir in deutscher Sprache unterrichten. Viele meiner Schwestern stehen jetzt schon draußen auf einsamen Posten in anderen Kolonien und in Missionsstationen im In- und Ausland.
Gegenwärtig ist hier ein Evangelist aus Kanada, der ist zwei Meter groß und drei Zentner schwer. Es ist ein Farmer mit 300 ha Land, 60 Milchkühen, 80 Schweinen, Traktoren, Landmaschinen und Autos, ein reicher Mann. Für seinen Evangelistendienst nimmt er nichts; er zahlt sogar die Reise hierher selbst und gibt überall mit vollen Händen, wo er Armut sieht. Seine Kinder sind auch schon Prediger, Missionare und Schwestern. Das gefällt mir so an den Mennoniten, daß man ihre Berufung sehen kann, wenn einer seinen Dienst am Wort aus freien Stücken tut wie die Apostel und noch seinen Brotberuf hat. Wo der stimmgewaltige Mann hinkommt, bekehren sich die hartgesottensten Sünder, wahrscheinlich weil es etwas Überzeugendes hat, wenn so ein riesiger Mann, so ein reicher Mann, so ein gescheiter und studierter Mann völlig uneigennützig daherkommt und den Menschen Bekehrung predigt.
Bei uns ist es jetzt sehr schön und angenehm kühl, es regnet alle paar Tage, so daß der Garten, obwohl es Herbst ist, sich noch einmal belaubt hat und blüht. Nach einem großen Regen war unsere Zisterne, die 25 000 Liter faßt, vollgelaufen, und wir glaubten uns schon aller Wassersorgen für das kommende Jahr überhoben. Aber die monatelang leere Zisterne hielt dem plötzlichen Wasserdruck nicht stand und platzte, so daß das köstliche Naß in ein paar Tagen versickert war. Da es wieder einmal keinen Zement gibt (hier gibt es immer irgend etwas nicht), haben wir keine große Aussicht, in diesem Jahr nochmals zu Wasser zu kommen, denn jetzt setzt bald die Trockenzeit ein, für die wir eigentlich das Wasser hätten aufsparen sollen. Aber wir haben insofern noch Glück bei der Sache, als wir uns inzwischen an den wasserlosen Zustand gewöhnt haben, was wir nach unserer Rückkehr aus Deutschland nicht für möglich gehalten hätten. Welch eine

schöne menschliche Eigenschaft, daß man sich schließlich an alles, selbst an den allerekelhaftesten Zustand gewöhnen kann!
Erika vor allem kann jetzt schon gar nichts mehr erschüttern. Sie schwebt in einer rosaroten Wolke von Begeisterung, seit sich für November ein Geschwisterchen für Cornelius angemeldet hat. Der kleine Kerl macht uns viel Spaß, vor allem in seinem Umgang mit den Taubstummen, mit denen er sich perfekt versteht. Es ist zu drollig, wenn der Bursche mit ihnen in der Zeichensprache redet, was er gar nicht soll, weil sie ja hier sind, um sprechen und lippenlesen zu lernen. Aber wir wünschten ihm doch so sehr ein normales Geschwisterchen, das er nun, so Gott will, bekommen soll.

Fernheim, 16. 6. 1955

Liebe Eltern! Heute nacht habe ich eine wunderbare Gebetserhörung erlebt. Ich habe einen Patienten, der vor etlichen Tagen mit unklaren Beschwerden kam, und erst nach zwei Tagen dachte ich an Blinddarm, denn er hatte immer nur Magenschmerzen. Als ich ihn schließlich operierte, sah ich, daß der Blinddarm nicht an der richtigen Stelle lag, sondern nach oben umgeschlagen war – daher die vermeintlichen Magenschmerzen. Der Blinddarm brach durch, und trotz aller Maßnahmen bekam der Mann eine Bauchfellentzündung. Dazu kamm noch Darmlähmung, und der Patient stöhnte zum Erbarmen. Heute nacht holte mich die Schwester und sagte, es gehe wohl zu Ende. Als ich bei ihm war, merkte ich, daß ich nichts mehr ausrichten konnte. Ich gab ihm noch eine Spritze und legte mich wieder ins Bett. Ich sagte: »Lieber Gott, du siehst, daß ich am Ende bin, aber es wäre schrecklich für mich, wenn er sterben würde, weil ich die Diagnose erst so spät gestellt habe. Ich würde mir dauernd Vorwürfe machen. Wenn du ihn also schon nicht seinetwegen leben lassen willst, dann laß ihn meinetwegen leben. Ich weiß, du kannst es, du hast schon so oft geholfen. Heute sage ich nicht wie sonst:

Dein Wille geschehe!, sondern: Du *mußt* mir helfen, du hast versprochen: Rufe mich an in der Not, so will ich dich erretten, so sollst du mich preisen. Und wenn das alles keine Gründe für dich sind, dann tu es um meines unverschämten Geilens willen, wie es im Gleichnis heißt.«
Sonst, wenn ich nachts herausgerufen werde, kann ich gewöhnlich eine Stunde lang nicht wieder einschlafen, aber da schlief ich sofort ein.
Nach eineinhalb Stunden holte mich die Schwester wegen eines anderen Patienten und sagte, gleich nachdem ich fortgegangen sei, sei es mit dem Kranken besser geworden, die Gase seien abgegangen, und er sei eingeschlafen. Heute morgen fühlt er sich frisch und wie neugeboren. Natürlich ist er noch nicht außer Gefahr, aber ich glaube, daß er es schaffen wird. Ist das nicht wunderbar? Oh, ich bin so froh, daß unsereins nicht alle Verantwortung allein tragen muß.
Wenn man Naturwissenschaften studiert hat, will es einem nicht einleuchten, wie so etwas noch eine Wendung zum Guten nehmen kann, wenn der Verstand und alle medizinische Erfahrung dagegen sprechen und man keine noch so winzige Chance mehr sieht. Aber gerade für mich ist eine solche Gebetserhörung um so deutlicher, weil ich weiß, daß ich mir keinen Hokuspokus vormache, sondern alles ganz nüchtern ansehe. Ich finde es komisch, daß viele Menschen sich auf Horoskope, Wahrsagerei und derlei verlassen, aber nicht auf Gott und seine Allmacht. Es ist herrlich, wenn man glauben kann. Ich bedaure die Menschen, die es nicht können.

Fernheim, 6. 7. 1995

Liebe Eltern! Am 1. Juli fand das große Jubiläumsfest zum 25. Gründungstag der Kolonie statt. Es kamen vier Flugzeuge voller Gäste, und ich war froh, daß meine Patienten alle so weit außer Gefahr waren, daß ich unbeschwert mitfeiern konnte. Die Feiern in der Kirche dauerten von morgens 9 bis abends 6 Uhr mit zwei Stunden Unterbrechung, in denen Mittag gegessen wurde und die Denkmalsenthüllung stattfand. Für uns als Außenstehende war es interessant, einmal so ausführlich die Geschichte der Kolonie von allem Anfang an zu hören. Vor allem die Geschichte der Siedler, die von Rußland in die Äußere Mongolei und von dort nach Indien geflüchtet und über Europa hierher gekommen waren, in den allerhintersten Winkel des Urwalds, wo sie drei eigene Dörfer gründeten, hörte sich an wie ein spannender Abenteuerroman, obwohl alles ganz sachlich und nüchtern und ohne Pathos vorgetragen wurde.

Fernheim, 16. 8. 1955

Liebe Eltern! Es ist ein Glück, daß Ihr mir damals die Schreibmaschine geschenkt habt und daß ich so schnell klappern kann, sonst würde ich mit meinen Berichten überhaupt nicht fertig.
Aus der ostparaguayischen Hutterer-Kolonie Primavera, auf deutsch »Frühling«, kamen mehrmals Anfragen, ob ich nicht wieder einmal kommen könne, um zu operieren. Aber da ich ja jetzt allein bin, war kein Gedanke an Wegfahren. Schließlich schlugen mir die Hutterer vor, eine ihrer Ärztinnen als Vertretung zu schicken, damit ich kommen könne. Aus Bolivien hatte ich eine Einladung zu einer methodistischen Missionarstagung, und ich dachte mir, das wäre eine gute Gelegenheit, wieder einmal mit meinen Schwestern eine Reise zu machen, damit sie etwas von der Welt sehen. So bot ich den Hutterern an, ihre Operationen umsonst zu machen, wenn sie dafür ihre Ärztin so lange als Vertretung hier ließen, bis ich aus Bolivien zurück bin. Meine Kolonieleitung war mit allem einverstanden, und ich machte mich an die Organisation des Plans, was hier in Südamerika gar keine so einfache Sache ist. Ich bestellte in Asunción die Papiere für die Schwestern, schrieb nach Bolivien, ob ich sie als Gäste mitbringen dürfe, und erkundigte mich nach Reisegelegenheiten. So glaubte ich, für vier Wochen das ganze Reiseprogramm aufs

beste ausgeklügelt zu haben, aber es gab doch noch manchen unvorhergesehenen Zwischenfall, wo man improvisieren mußte.
Die Ärztin, eine Londonerin meines Alters, erschien eines Tages in einer schlichten deutschen Bauersfrauentracht, und ich flog mit dem großen Verkehrsflugzeug nach Asunción und von dort mit dem kleinen Taxiflugzeug hinüber in die Kolonie Primavera, in der immerwährend eine märchenhafte, frühlingsgleiche Temperatur herrscht. Die Vegetation ist unbeschreiblich üppig.
Bei den Hutterern lebt man in einer ganz anderen Welt. Es ist eine internationale und überkonfessionelle Pazifistengruppe deutscher Herkunft, die auf den sogenannten Bruderhöfen in Gütergemeinschaft lebt. Alle Nationen sind hier vertreten: Deutsche, Engländer, Amerikaner, Paraguayer, Schweizer, Holländer, Franzosen, ja, sogar eine Chinesin haben sie, eine richtige, gelbhäutige mit Schlitzaugen und ganz kleinen Füßchen. Sie ist Krankenschwester und spricht fließend englisch, aber ich konnte auch meine paar Brocken Chinesisch anbringen, die ich irgendann aufgeschnappt habe, und sie hat mich sogar verstanden. Die Hauptsprache ist Deutsch, dann Englisch und Spanisch, aber die Kinder werden alle in deutscher Sprache erzogen, auch wenn sie andere Eltern haben, denn sie sind von Geburt an tagsüber in Krippen, Kindergärten, Horten und Schulen untergebracht und schlafen nur nachts bei den Eltern.
In der Huttererkolonie ist sicherlich vieles sehr gut. Trotz des freiwillig gewählten primitiven Lebens sind alle ohne Ausnahme immer fröhlich und vergnügt und singen und musizieren den ganzen Tag, und man hat den Eindruck, daß es ihnen keinerlei Opfer bedeutet, arm zu sein und nichts zu besitzen. Im Gegenteil, es scheint, als ob das Aufgeben aller Sorgen ums tägliche Brot und die völlige Gleichheit aller ihnen erst die rechte Fröhlichkeit und Unbeschwertheit verleihe. Eine große Schwierigkeit sehe ich aber darin, daß in so einer Gemeinschaft natürlich viel mehr Intelligenzler als einfache

Leute sind, denn arme Menschen streben ja danach, mehr zu haben, und nicht, das Wenige, das sie besitzen, aufzugeben, während viele Reiche ihres satten Lebens überdrüssig geworden sind und aus diesem und anderen Gründen das Gemeinschaftsleben gesucht haben. Nun ist es aber in einer solchen Kolonie das Allerwichtigste, daß Männer und Frauen da sind, die alle Arten von körperlicher Arbeit tun können, wie zum Beispiel unsere Mennoniten, die schon seit Jahrhunderten an das Kolonistenleben gewöhnt sind und sich zu helfen wissen. Man sieht denn auch an allen Ecken und Enden, daß die Mennoniten, die ja in derselben primitiven Situation angefangen haben, in allem schon viel, viel weiter sind. Das ist kein Wunder; denn was versteht schon ein Universitätsprofessor von Roden, Hausbau, Pflügen, Holzschlagen usw. Deshalb ist die ganze Angelegenheit doch sehr ärmlich und wird es wohl auf Jahre hinaus bleiben, bis einmal die dort geborenen Kinder groß genug sind, um die Sache fortzuführen – wenn sie nicht alle inzwischen weglaufen. Die Hutterer lassen ihre Jungen und Mädchen mit 18 oder 20 Jahren hinaus in die Welt, nach Deutschland, England, USA, Argentinien, Uruguay usw., um Berufe zu erlernen oder zu studieren, und danach steht es ihnen völlig frei, zurückzukommen oder nicht. Bis jetzt, sagten sie, seien fast alle freiwillig zurückgekehrt.
Das Krankenhaus ist der größte Gegensatz zu dem Krankenhaus in der Kolonie Neuland. Dort hat Dr. Rakko einen modernen, europäischen, pieksauberen Krankenhauspalast mitten in die Wildnis gestellt, besitzt aber kaum eine Ausrüstung, kein Röntgen, kein elektrisches Licht, wenig Instrumente, keine Apparate. In der Kolonie Primavera ist es umgekehrt: eine tadellose Ausrüstung, daß einem Chirurgen das Herz im Leibe lacht, beinahe so gut wie bei uns in Fernheim, elektrisches Licht, Röntgen usw., und dabei die Gebäude unglaublich primitiv, alle Böden aus Lehm und ganz ausgetreten, keine Zwischendecken, sondern lediglich das Strohdach über dem Raum, das man nie sauberhalten kann und das ständig

voller Spinnweben hängt. Ich weiß selbst nicht, was ich da vorziehen würde. Das Beste wird wohl sein, wie ich es in Fernheim habe: gute Ausrüstung und einfache, aber saubere Gebäude.
Schnell hatte es sich herumgesprochen, daß der Armeleutedoktor wieder einmal da sei, und von weither strömte das Volk herbei. So machte ich an fünf Tagen innerhalb einer Woche 16 Operationen und untersuchte und verarztete sicher mehr als 100 Patienten, und aus meinem Plan, mich in der milden Sonne und dem üppigen Blumenflor unter fruchtbeladenen Obstbäumen auszuruhen, wurde nichts.
Als ich nach Fernheim zurückkehrte, war kein Flugwetter, und so mußte ich mit dem Lkw auf aufgeweichten Wegen zum Fluß fahren und von dort mit dem Motorboot, der Lancha, den Paraguaystrom hinunter. Es war inzwischen Winter geworden mit sieben Grad unter Null, und da ich nicht auf diese Art zu reisen vorbereitet war und keinen Mantel und keine Decke bei mir hatte, fror ich wie ein Schneider in dem eisigen Wind, der während der Nacht auf dem Strom pfiff. Leider sind fast alle unsere tropischen Pflanzen erfroren, besonders die Obstbäume. Ist das ein verrücktes Jahr! Erst so unmenschlich heiß im Sommer, und jetzt das gerade Gegenteil.
Nun machten wir uns gleich an die Vorbereitungen zur Bolivienreise, und nach drei Tagen ging's los. Diese Reise war ein richtiges Abenteuer, da wir erst einmal 500 km mit dem Lkw durch unbewohnte Buschwildnis fahren mußten, bis wir in Bolivien angelangt waren und mit dem Flugzeug und der Eisenbahn über Cochabamba und Oruro nach La Paz reisen konnten. Es war für uns alle ein Erlebnis, in erster Linie für die hier im Busch geborenen und aufgewachsenen Schwestern, aber auch für mich, wenn ich beobachtete, wie die Mädchen reagierten, als sie zum ersten Mal im Leben Berge, Steine, Seen, Fische, Städte, Eisenbahnen sahen, Dinge, die für uns selbstverständlich sind.
In La Paz bettelten mir die Methodisten für ihr dortiges Kran-

kenhaus zwei Schwestern ab, und ich ließ sie ihnen gern, denn für sie ist es eine Chance, Spanisch und Englisch zu lernen und ein bißchen Weltgewandtheit zu erwerben. Außerdem erhalten sie dort noch eine Hebammenausbildung.
Gesund und wohlbehalten und voller neuer Eindrücke kehrten wir zurück.

Fernheim, 30. 8. 1955

Liebe Eltern! Nun bin ich mit dem Hauptschwall der Arbeit, die ich nach der Bolivienreise vorgefunden habe, einigermaßen durch. Es waren schwierige Operationen zu machen, aber sie sind alle gut ausgefallen, nichts ist mißlungen, schon lange nicht mehr. Die Schwestern haben sich nach der aufregenden Reise auch wieder gefangen und machen treu und zuverlässig ihren schweren Dienst. Es freut mich, daß es für sie ein so großes Erlebnis war, und vor allem, daß sie sich des Außergewöhnlichen bewußt sind, daß ich die Reise mit ihnen gemacht habe. Sie sagen es immer wieder: Das hätte kein anderer getan! Hier haben sie eine lustige Sitte: Bei Geburtstagen oder anderen Anlässen lassen sie einen hochleben, indem den ahnungslos auf seinem Stuhl Sitzenden plötzlich vier, fünf Leute überfallen, die Stuhlfüße anpacken und den Stuhl mitsamt dem zu Ehrenden in die Höhe heben, rauf und runter, meist so viele Male, wie er Jahre zählt. Die anderen rufen dazu: »Hoch! Hoch! Hoch!« Das haben sie auch mit mir gemacht, als wir zum Abschluß der Reise noch eine kleine Feier zum Dank für gnädige Führung und Bewahrung hatten. Es war zu nett. Aber Ihr könnt Euch vorstellen, welch kräftige Mädchen das sind, die einen ausgewachsenen Mann so oft hochheben!
Vorgestern haben wir die beiden Schwestern verabschiedet, die nach La Paz gehen. Bei solchen Anlässen stecken wir immer im Garten die Wimpelchen und Lampions auf, dabei ist es uns jedesmal ganz heimatlich zumute. Wir hatten ein Feuer herunterbrennen lassen und Würste an langen, angespitzten

Stecken über der Glut gebraten, dazu gab es Salate und Saft, danach Kaffee und Kuchen und Gesellschaftsspiele. Die »Studenten« (die Lernschwestern) führten ein Stück auf.

Fernheim, September 1955

Liebe Freunde! Seit unserem letzten Rundbrief liegt eine ereignisreiche Zeit hinter uns, und die unbeantworteten Briefe häufen sich wieder im Schreibtisch.

In diesem merkwürdigen Jahr hatten wir nach einem sehr heißen Sommer einen sehr nassen Herbst und einen sehr kalten Winter. Im Herbst, das heißt im Mai und Juni, hatte Erika einen solch prächtigen Gemüsegarten, daß wir eine Zeitlang nicht nur deutsche Temperaturen, sondern auch einen deutschen Speiseplan mit frischem Salat und Gemüse hatten. Außerdem waren die Schattenbäume wieder groß gewachsen, und im Garten war alles schön bunt und grün, so daß man den alten Chaco nicht wiedererkannte und wir uns einmal so richtig erholen konnten. Ich verlegte die notwendigen Operationen zum größten Teil in diese Zeit, und so war das Krankenhaus meist bis auf den letzten Platz besetzt, obwohl eigentlich gar kein Wetter zum Krankwerden war. In diese Zeit fiel auch der Höhepunkt meines bisherigen Chirurgenlebens: Ich machte die langgeplanten Wolfsrachenoperationen, deretwegen ich letztes Jahr in Frankfurt hospitiert hatte. Der Durchführung hatten sich ungeahnte Schwierigkeiten entgegengestellt, weil es in diesem verzweifelten Land immer irgend etwas nicht gibt, das man dazu braucht. So mußten die armen Geschöpfchen, die von ihren Eltern ohne vorherige Anfrage kurzerhand mit dem Flugzeug 700 km weit hergeschickt worden waren, nach meiner Rückkehr aus Deutschland über ein halbes Jahr lang hier auf die Operation warten. Endlich kam aber die Sauerstoffflasche, so daß alles für den Narkoseapparat beisammen war. Vor der Operation habe ich mehr Blut geschwitzt als Wasser, und ich hätte mich liebend gern gedrückt, da ich mich wie ein Examenskandidat

fühlte, der alle mühselig erworbenen Kenntnisse im letzten Augenblick vergessen hat. Aber versprochen ist versprochen, und weil in Paraguay sonst niemand die Operation macht und mich die armen Wesen von Herzen dauerten, entschloß ich mich zu dem Wagnis. Alle Ärzte aus der Nachbarschaft (was man hier darunter versteht, wo die Nachbarschaft sich auf Hunderte von Kilometern erstreckt), fünf an der Zahl, waren gekommen und wollten dieses Ereignis miterleben. Dabei fühlte ich mich keineswegs als Koryphäe, sondern als blutiger Anfänger und hatte viel mehr das Gefühl, mich zu blamieren, als zu glänzen. Obwohl der Verlauf recht dramatisch war, gelangen die Operationen bis auf kleine Korrekturen, die ich bei einigen Kindern vornehmen muß, und bald werden die Kinder unser Haus bevölkern, um bei Erika richtig sprechen zu lernen. Wir warten nur noch, bis die Taubstummen in Ferien gehen; denn allmählich wird es selbst für die unermüdliche Erika ein bißchen viel, da sie ja auch noch etliche Stotterer nebenbei unterrichtet und schließlich irgendwann einmal ihre Babysachen vorbereiten möchte. Aber ihre Begeisterung fürs Kinderkriegen ist ungebrochen.
Ein schönes Erlebnis war für uns die Taufe unserer ältesten taubstummen Schülerin. Vom ersten A und B an habe ich sie selbst unterrichtet und ihr nun nach drei Jahren die frohe Botschaft für ihr Fassungsvermögen verkündigen können. Die Prediger kamen zu uns, wohnten dem Taufunterricht bei und prüften sie, wie weit sie alles erfaßt hatte. Dann willigten sie in die Taufe ein. Mit 35 anderen Täuflingen (die Mennoniten taufen ja Erwachsene, nicht Kinder) wurde sie getauft. Als sie vor der Gemeinde in der großen Kirche stand und in ihrer unbeholfenen, aber doch verständlichen Redeweise verkündete: »Ich bin froh, daß Jesus mir meine Sünden vergeben hat und mich liebt! Ich möchte mich auch taufen lassen!«, blieb wohl kein Auge trocken, und es war für mich der schönste Lohn für alle Mühe, die ich an sie gewandt hatte. Ich sagte der Gemeinde, daß ich zwar nicht annehme, daß Gott ihr die Seligkeit vorenthalten hätte, wo er sie nun einmal hat taub-

stumm werden lassen, aber daß es von Anfang an unser Bestreben gewesen sei, den Kindern die Heilsgewißheit, die uns in unserem Leben das Wichtigste geworden ist, zu vermitteln, damit auch sie daran froh werden können.
Die Taubstummensache hat uns schon viel Kopfzerbrechen gemacht, weil sie uns über den Kopf gewachsen war und wir nicht mehr wußten, wie wir damit fertig werden sollten. Andererseits wollten wir uns aber auch nicht vor der uns gestellten Aufgabe drücken. Nun löst sich alles ganz ohne unser Zutun so, daß es kein Problem mehr ist. Einige Kinder gehen mit ihren Eltern nach Kanada, etliche kehren nach Deutschland zurück, und die beiden großen Mädchen werden in der elterlichen Wirtschaft gebraucht. So werden wir im nächsten Jahr nur noch drei oder vier haben. Wir richten ihnen ein Stübchen in einem der Krankenhausgebäude ein, essen können sie bei uns. Gerade die Gescheitesten bleiben da, so wird uns das Lehren eine rechte Lust sein, und ich bin gespannt, ob vielleicht eine zweite Helen Keller darunter ist! Wir haben ihre Lebensbeschreibung gelesen und ihr als Schule einen Brief zum 75. Geburtstag geschrieben, und sie hat uns geantwortet. Die Kinder haben sich alle sehr darüber gefreut.

Fernheim, 20. 10. 1955

Liebe Eltern! Gestern hatten wir mit den Taubstummen Abschiedsfest. Es waren 50 Personen geladen, und viele andere kamen ungeladen. Die Kinder sagten Gedichte auf, sangen Weihnachtslieder und führten ein Märchenspiel auf, und dann machte ich noch eine Unterrichtsstunde vor. Jetzt haben wir auf vier Monate »Ruh', Ruh', himmlische Ruh'«! Ich kann kaum ausdrücken, wie wir beide uns darauf freuen, während Cornelius bittere Tränen des Abschiedsschmerzes vergießt. Wenn wir auch froh sind, daß er jetzt einmal eine Weile gezwungen ist, mit normalen Kindern zu spielen, hat es doch auch etwas Rührendes für uns, daß er sich so gern mit diesen armen Geschöpfen abgibt, perfekt ihre Sprache ver-

steht und nichts Ungewöhnliches in seinem Umgang mit ihnen findet. Ob man ein Kind durch Erziehung dahin bringen kann, daß es etwas für andere übrig hat, oder ob das einfach in einem Menschen drinsteckt? Ich möchte so gern, daß er später sein Leben nicht für sich lebt, sondern für andere. Es macht so viel glücklicher.
Unser Haus wird total neu hergerichtet, innen geweißt und mit Ölfarbe gestrichen (Türen, Fenster, Küchenmöbel), und von außen verputzt, Krampen in die Fenstersimsen eingemauert für die Blumenkästen und vieles mehr. Um die Bögen am Vorbau habe ich im Verputz Ziegel imitieren lassen, die dann rot gestrichen und weiß verfugt werden, was zu dem cremefarben getünchten Haus hübsch aussehen wird. Sie sagten, es müsse doch alles frisch sein, wenn der neue Erdenbürger einzieht! Dies ist fast schon ein Kolonie-Ereignis. Neulich wurde auf einer Dorfversammlung bekanntgemacht, daß der Doktor »guter Hoffnung« sei, worauf einer gesagt haben soll, das lobe er sich, daß wenigstens einmal ein Mann dieses Geschäft seiner Frau abnehme!!!

Fernheim, 2. 11. 1955

Liebe Eltern! Wir hatten jetzt ein paar kleine Regenfälle nach einem unerhörten Sandsturm, so ist alles ein bißchen frischer. Die Leute sind fleißig am Pflügen und haben keine Zeit mehr, krank zu sein. Daher ist das Krankenhaus fast leer, nur ungefähr 15 Patienten, und in die Sprechstunde kommt kaum jemand. Außerdem sind Schulferien, und ich brauche nicht zu unterrichten. So habe ich wirklich ein faules Leben. Ich schlafe aus, alle Morgen bis 6.30 Uhr, und über Mittag auch nochmals, ich esse oft und gut und reichlich, und so ist es kein Wunder, daß ich einen Spitzbauch ansetze. Die Ruhe geht mir zwar schon auf die Nerven, aber Erika bremst und sagt: »Nun ruhe dich bloß einmal aus und denke dir nicht schon wieder eine neue Nebenarbeit aus.« Ihr geht es gut, aber sie ist doch froh, daß sie es bald geschafft hat.

Letzte Woche kam einer von den deutschen katholischen Missionaren eigens hierher, um ein Schwein zu schlachten und unseren Leuten zu zeigen, wie man es aufteilt, damit es Koteletts und Lendchen und Nackenstück gibt, und wie man auf deutsche Art Blut-, Leber- und Bratwurst macht. Den lieben langen Tag hat er Witze gerissen, daß wir aus dem Lachen nicht mehr herauskamen. Dabei lebt er schon 26 Jahre im Chaco, tief drinnen im Busch unter den Wilden, ohne jeden Komfort, er schläft in einem winzigen Kabäuschen auf einer Bretterpritsche und steht alle Tage um 5 Uhr auf, um zuerst eine Stunde lang zu beten. Daß dem das Lachen noch nicht vergangen ist! Da denke ich mir: Wie wenig hängt die gute Laune doch von äußerlichen Dingen ab, von Reichtum oder Wohlergehen oder einem bequemen Leben! Wir haben dann wieder ein kleines Fest arrangiert, ein lustiges Stückchen aufgeführt, Bratwürste auf lange Spieße gesteckt und über dem Holzfeuer gebraten, alle im Kreis herum, gesungen und gelacht und Kaffee getrunken, es war sehr nett und hat ihm auch viel Freude gemacht. Heute mußte er wieder gehen. Wir haben ihn die halbe Strecke gefahren, dort erwartete ihn der paraguayische General, Gouverneur des Chaco-Territoriums, ein gebildeter, angenehmer Mann, der auch schon bei uns hier war. Eigentlich war geplant, daß er gleich abfahren würde, aber wir haben uns dann dort draußen im Busch so gut unterhalten, daß ich dachte, er werde jetzt bald Wurzeln schlagen und überhaupt nicht mehr aufbrechen. Ich hatte gar nicht vor, so lange wegzubleiben. Cornelius war auch mit und hatte seinen Spaß an den großen Herden von Straußen, die wir allenthalben in der Wildnis antrafen und die, gemächlich mit dem Hintern wackelnd, davonstelzten, wenn wir mit dem Auto näherkamen. Nichts von »Vogel-Strauß-Politik«! So große Vögel hatte er noch nie gesehen, und jedesmal, wenn er wieder welche entdeckte, brach er in Entzückensschreie aus. Draußen durfte er auf einem Pferd reiten, das machte ihm noch den größten Spaß, er saß ganz tapfer oben und lenkte mit den Zügeln. Es war herrlich klares Wetter und so kühl, daß man eine Strickjacke brauchte. Der Busch war nach dem Regen schön grün, und überall blühten die Kakteen rot, orange, gelb und weiß, über und über. Dazu dufteten die Algarroben wie Mimosen; da habe selbst ich einmal den Chaco-Busch schön gefunden, und das will schon etwas heißen. Es war eine Erholungsfahrt.

Fernheim, 10. 11. 1955

Liebe Eltern! Wir haben allerhand Aufregendes erlebt. Am Samstag wachte ich mit fürchterlichen Bauchkoliken auf und bekam Durchfall, so daß ich schon dachte, das sei wieder die Ruhr wie im Krieg. An Aufstehen war überhaupt nicht zu denken. Na, sagte ich zu mir, dann bleibst du eben im Bett und kurierst dich aus, es ist ja Samstag und morgen Sonntag, bis Montag wirst du schon wieder so weit sein.
Ja Pfeifendeckel! Da kam ein Mann mit einem durchbrochenen Magengeschwür und mußte sofort operiert werden, und dann noch eine Frau, die einen Kaiserschnitt haben mußte. Zwei Menschenleben, und ich konnte und konnte nicht aufstehen, so sehr ich auch wollte, es riß mich einfach um. Erika rief Dr. Rakko an, er solle schnell kommen. In eineinhalb Stunden war er mit seinem Auto da, die Schwestern hatten inzwischen alles zum Operieren fertig gemacht, und als er kam, sagte ich: »Heute mußt du allein operieren, ich kann nicht.« Er entgegnete: »Du bist ja verrückt, jetzt stehst du gleich auf und kommst mit zum OP. Ich operiere doch solche Fälle nicht allein.« – »Aber ich muß alle fünf Minuten zur Toilette!« – »Jetzt nimmst du mal erst zehn Tropfen Opium, und dann werden wir schon weitersehen«, meinte er. »Und meine Bauchkrämpfe? Ich kann ja nicht einmal gerade stehen!« – »Die mußt du verdrücken, es hilft alles nichts, komm, komm, reiß dich zusammen, Mann!« Da wankte ich mehr tot als lebendig in den OP, wusch mich im Sitzen und schnitt dem Mann den Bauch auf: ein großes Loch im Magen und alles rundherum durch die Geschwüre so brüchig, daß die Fäden

ausreißen wollten, sobald ich sie knüpfte. Dazwischen mußte ich immer wieder beiseite gehen und mich krümmen. Aber unter Ächzen und Stöhnen und schwitzend vor Anstrengung kriegte ich schließlich das Loch zu. Dann konnte ich endgültig nicht mehr und mußte mich im Nebenraum hinlegen, sonst wäre ich ohnmächtig geworden. Dr. Rakko nähte den Bauch allein zu. Als die Kaiserschnittfrau hereingebracht wurde, hatte ich mich wieder so weit gefangen, daß ich mitmachen konnte, aber ich ließ Dr. Rakko operieren und assistierte ihm. Das war mal eine Operiererei, so etwas habe ich noch nie erlebt. Ich verzog mich ins Bett, und am andern Tag war ich wieder gesund. Beide Patienten spazieren schon lustig und vergnügt herum, und heute ist erst Donnerstag.

Fernheim, 15. 11. 1955

Liebe Eltern! Heute um 12 Uhr mittags ist unser Kai Erdmann geboren! Er ist gesund von Kopf bis Fuß, wofür wir froh und dankbar sind. Erika hat es relativ leicht gehabt, und ich finde es so nett, daß wir beide dies zusammen durchstehen können und ich nicht tatenlos die Hände ringen muß wie andere Väter. Erika fühlt sich sehr wohl. Cornelius hüpfte und sprang, als er das Brüderle zum ersten Mal sah, und sagte: »Ei, das geht fein, das Kinderkriegen! Wir wollen noch viele Kinder kriegen, Vatterle!« Als ich ihm sagte, so sehr viele wollten wir lieber nicht, meinte er: »Aber dann wenigstens noch fünf, wenn nicht viele, dann fünf!« Da sieht man, daß er andere Maßstäbe für Kinderreichtum hat als wir daheim in Deutschland.

Die Sandstürme sind vorbei, der Frühling mit den ersten Regen hat angefangen, und es beginnt grün zu werden im Garten. Aber es hat auch schon wieder 44 Grad im Schatten. Als Kai geboren wurde, war es gerade zum Glück ein wenig kühler, es hatte 39 Grad.

Wir erfahren viel Liebes und Gutes von allen Seiten, jeder freut sich mit an unserem Glück.

Fernheim, 25. 11. 1955

Liebe Eltern! Unser kleiner Kai ist munter und trinkt feste. Erika hat viel zuviel Milch und stillt jetzt unser Nachbarskind mit, es ist das fünfte seiner Eltern, kanadischer Missionarsleute, die sehr nett sind. Die Frau, die selbst nicht stillen kann, ist gerührt. Aber Erika sagt, Cornelius sei damals, als sie wegen der Gelbsucht nicht stillen konnte, von unserer Nachbarsfrau gestillt worden, so wolle sie es jetzt an jemand anderem wieder wettmachen. Die Schwestern wollen unbedingt den Haushalt machen, damit sie sich wenigstens schont, aber das wollen wir nicht, damit es kein Gerede gibt. Ein Mädchen will Erika nicht, sie meint, jetzt wo keine Schule sei, langweile sie sich sonst ja zu Tode. Nun, ich sehe aber schon, daß es einfach wegen unseres Ansehens nicht geht, die Leute sprechen mich darauf an. So habe ich jetzt Nachricht geschickt an unsere taubstumme Käthe in Neuland, ob sie uns nicht ein paar Wochen aushelfen will. Sie ist uns sehr angenehm, ein sauberes und fleißiges Mädchen. Mal sehen, ob sie kommt. Sonst heißt es hier noch, ich sei ein Geizhals und gönne meiner Frau keine Hilfe!

Eigentlich dachte ich, jetzt im Hochsommer sei eine Zeitlang weniger zu operieren, aber keine Spur, im Gegenteil: jede Woche so sechs oder sieben Operationen, und teilweise recht schwere. Aber es ist eine Lust zu sehen, wie schnell sich die Patienten erholen dank der neuen Narkosemethoden und Bluttransfusionen und Infusionen während der Operation. Ich bin froh und dankbar, daß ich alles letztes Jahr in Deutschland lernen konnte. Die vierzehn Tage in Berlin haben sich gelohnt! Es kommt mir auch immer fast unglaublich vor, daß wir hier in unserem winzigen, weltabgeschiedenen Buschkrankenhäuschen alle modernen Errungenschaften der Wissenschaft und Medizintechnik anwenden können wie in der größten Universitätsklinik. Die Folge ist denn auch ein internationales Patienten-Publikum, das aus allen umliegenden Ländern herbeiströmt, aus Bolivien, Argentinien, sogar

Brasilien. Es kommt mir immer ganz und gar absurd vor, daß die Leute 500 km oder mehr mit dem Lkw oder Fuhrwerk zum Doktor fahren oder 2000 km weit fliegen, um sich hier operieren zu lassen, so etwas kann man sich doch einfach bei uns daheim nicht vorstellen. Da denke ich dann immer: Lieber Gott, hoffentlich kann ich ihnen helfen, damit ihre Hoffnungen und ihr Vertrauen nicht enttäuscht werden!
Mein Geburtstag verlief sehr schön. Schon in der Nacht brachten mir die Schwestern ein Ständchen, wie es hier üblich ist, morgens hatten sie in aller Frühe im Garten eine lange Kaffeetafel gedeckt, und um 6.30 Uhr kamen sie kanonsingend herangezogen und gratulierten. Dann hielten wir Morgenandacht und frühstückten zusammen. Es ist eine gute Idee, den Geburtstagskaffee frühmorgens zu trinken, weil es da noch nicht so heiß ist. Dann hatte ich Arbeit bis am Spätnachmittag, und abends saßen wir mit Freunden und Bekannten in unseren bequemen Korbstühlen im Garten und genehmigten uns eine Flasche Bier – hier eine Kostbarkeit und Seltenheit.

Fernheim, 12. 12. 1955

Liebe Eltern! Als größte Neuigkeit kann ich vermelden, daß es geregnet hat! Oh, wie erfrischt ist die Natur da gleich, das öde Land ist wie neubelebt. Unsere Zisterne ist beinahe voll, wir sind auf Monate hinaus versorgt. Die Bauern waren schon ganz mutlos, aber jetzt können sie pflanzen.
Erika geht es gut. Sie nährt ihre zwei Babys. Der andere Säugling gedeiht zusehends, nachdem er erst so elend war. Unserer hat auch in einer Woche 250 Gramm zugenommen und wird von Tag zu Tag niedlicher. Er ist so ein braves Kind, das nie schreit, außer wenn die Windel voll ist; er weiß offenbar, daß er es sich bei uns alten Eltern nicht erlauben darf, uns mit seinem Geschrei verrückt zu machen.
Der seltsame Name hat hier allerhand komische Reaktionen ausgelöst; meist fragen die Leute, ob wir den selbst erfunden

hätten. Manche sagen: »Was, Kain? Das arme Kind, warum denn nicht Abel?«
Es ist rührend, daß so viele Menschen in der Heimat noch immer an uns denken und uns ins Gebet einschließen. Man meint auch wirklich, es wirke sich darin aus, daß wir immer so gesund sind und daß meine Operationen alle so gut gehen. Was habe ich dieses Jahr schon alles operiert! So viele schwere, seltene Fälle, und bei allen 150 oder mehr Operationen ist nichts vorgekommen, die Patienten sind gesund geworden, keiner ist bis jetzt gestorben. Da kann man doch dankbar sein.
Ich hatte immer gemeint, wenn es so heiß wird, wolle sich kein Mensch mehr operieren lassen, aber es kommen mehr als je, so daß es nichts ist mit »halben Ferien«. Im OP ist es jetzt eine so unmenschliche Schwitzerei, daß man es überhaupt nicht beschreiben kann. Neulich kam ein Mann, dem ein Schaf ein Auge ausgeschlagen hatte, mittags um 3 Uhr hier an. Er war 130 km mit dem Fuhrwerk gefahren, einen Tag, eine Nacht und den anderen Tag unter rasenden Schmerzen, und so blieb mir gar nichts anderes übrig, als sofort zu operieren. Um 15 Uhr! Bei 44 Grad im Schatten! Und vormittags hatte ich schon fünf Operationen gemacht. Da sagte ich zu meinen Schwestern: »Jetzt pfeife ich auf die ganze mennonitische Prüderie und operiere in Sporthosen!« Nur mit dem sterilen Kittel darüber und natürlich mit Maske und Mütze habe ich operiert, aber es half nichts, man schwitzt auf jeden Fall. Am Samstag mußte ich bei Dr. Rakko drüben in Halbstadt einen schweren Unterleibskrebs operieren. Um 5 Uhr früh fuhr ich los, aber unterwegs hatten wir eine Panne, so daß ich erst um 8 Uhr mit der Operation anfangen konnte. Nach eineinhalb Stunden war ich dermaßen naßgeschwitzt, daß der Schweiß durch den Stoff des Kittels, durch die Mütze, durch die Maske tropfte, immer hinein in den Bauch und aufs Operationsfeld, obwohl eine Schwester mit nichts anderem beschäftigt war, als mir den Schweiß abzuwischen. Da mußte ich mich mitten unter der Operation

ausziehen und frisch steril anziehen, das ist mir noch nie passiert, seit ich hier bin. Nach drei Stunden Hängen und Würgen hatte ich die Geschwulst endlich heraus. Es war unbeschreiblich, und ich sagte zu mir selber: Du machst es um Gottes willen, sonst wären zehntausend Mark nicht genug für diese Schinderei. Ich war so fertig, daß ich mich erst hinlegen mußte, ehe ich wieder zurückfahren konnte. Es gibt eben Fälle, die man nicht aufschieben kann, wenn man auch möchte.

Der amerikanische Pastor hat geschrieben, die Klimaanlage sei schon gekauft und absendebereit, aber es fehle noch die Einfuhrlizenz für Paraguay. So wird es diesen Sommer kaum noch etwas damit werden. Schade! Wenn sie da ist, werden wir wohl das alte Operationshäuschen abreißen und ein neues bauen, gleich mit Entbindungszimmer und zwei Räumen für die Frischoperierten daran. Das Geld kriege ich durch Artikel zusammen, die ich für kanadische Mennonitenblätter geschrieben habe.

Fernheim, 28. 12. 1955

Liebe Eltern! Nun sind auch die Weihnachtsfeiertage vorbei. Wir verwendeten dieses Jahr unsere elektrischen Kerzen und hatten somit keine Not mit den vor Hitze schmelzenden Wachskerzen, wie sonst immer. Cornelius bekam von dem Patienten, dem damals der Bauch geplatzt war und der auf so wunderbare Weise gesund geworden war, ein selbstgemachtes Schaukelpferd, das ihn sehr freute. Ich hatte ihm von der Missionsstation einen jungen Vogel Strauß mitgebracht, der schon ganz zahm ist und aus der Hand frißt. Er ist wohl erst wenige Wochen alt, denn er ist noch so klein wie ein junges Hühnchen. Von den Schwestern und den alten Weiblein, die ich behandle, bekamen wir viele, viele handgearbeitete Dekken und Deckchen.

Kai gedeiht prächtig, er ist rotbackig, prall und gesund im Gegensatz zu den anderen Säuglingen hier, die entweder unnormal fett oder aber ganz mickrig sind und alle blaß wie eine Kalkwand. Das kommt daher, daß er Tag und Nacht an der frischen Luft im Freien steht, mit einem Moskitonetz zugedeckt, während die Leute hier trotz aller meiner Predigten eine Heidenangst vor der Hitze und dem Wind haben und ihre Kinder in den Häusern behalten. Die gute Muttermilch macht natürlich auch viel aus.

Unsere Krankenhaus-Weihnachtsfeier war sehr fein. Die Kollegen von den beiden Nachbarkrankenhäusern in Halbstadt und Menno waren auch hier, und da hatten wir viele Menschen auf dem Hof, an die hundert. Unser Programm mit Weihnachtsliedern und einer Aufführung dauerte eine Stunde, dann gab es Essen: Salate, belegte Brote, Brötchen, Fleischküchle, Kaffee.

Für die Hochzeit meiner früheren Oberschwester, die ein halbes Jahr in einer brasilianischen Kolonie ausgeholfen hat, suchte ich lange nach einem passenden Theaterstück, bis unser Apotheker meinte, ich solle doch selbst eines schreiben. So etwas habe ich ja noch nie gemacht, aber ich setzte mich dann doch geschwind hin und tippte etwas, das allen sehr gut gefällt. Der Bräutigam ist übrigens ein früherer Student von Erika und mir am Lehrerseminar. Heute steigt nun der Polterabend bei uns auf dem Hof. Da werden es ungefähr 300 Personen sein, die Schwestern hatten tüchtig zu kochen und zu backen. Die Eltern der Braut sind schon alt und können so ein Fest nicht mehr ausrichten, deshalb sagte Erika: »Ach was, das machen wir bei uns!« Aber wenn das alles vorbei ist, habe ich offengestanden das Festefeiern für eine Weile satt.

1956

Fernheim, 1. 1. 1956

Liebe Freunde! Die Zahl Eurer unbeantworteten Briefe ist inzwischen auf 60 angelaufen, und es wird höchste Zeit, daß ich etwas dagegen tue. So will ich denn das neue Jahr gleich damit anfangen, meine Briefschulden abzutragen, da ich wohl weiß, daß wer keine Briefe schreibt, auch keine bekommt. Und wir möchten Eure lieben Briefe auf keinen Fall missen, sie sind immer eine solch große Freude für uns. Es ist, als ob uns kein Raum und keine Zeit trennten, so nah seid Ihr uns.

Es ist immer wieder beschämend für uns, aus Euren Briefen so viel Bewunderung zu lesen, und ich mag fast nicht mehr schreiben, was wir hier so treiben, wenn dies die Reaktion ist. Wir tun doch nur unsere Pflicht auf dem bescheidenen Platz, auf den uns Gott gestellt hat, und wenn wir viel Schweres erleben, so auch viel Schönes, wenn wir manches entbehren müssen, so haben wir auch viel Gewinn, das hält sich ganz die Waage. Wir leben dieses Leben nicht, weil wir darauf versessen wären, Opfer zu bringen, sondern weil es uns befriedigt und gefällt und Spaß macht; daher verdienen wir keine Bewunderung. Mit meinen Briefen möchte ich Euch nur etwas Freude und Abwechslung bereiten, denn ich kann mir vorstellen, daß es interessant ist, etwas von fremden Ländern und Völkern und ihren Sitten und Gebräuchen zu erfahren.

Das Hauptereignis seit meinem letzten Rundbrief war für uns die Geburt unseres kleinen Kai. Der etwas ungewöhnliche Name hat nicht viel Beifall gefunden, uns gefällt er aber wegen seiner prägnanten Kürze. Der kleine Kerl steht Tag und Nacht im Freien und ist schon hübsch rotbraun. Neulich kam nachts einer der seltenen Regengüsse; wir wachten auf, und Erika rief: »Die Kinder!« Wir sausten raus, und da waren beide schon pitschnaß, aber nicht einmal aufgewacht. Der junge, zahme Vogel Strauß, den Cornelius zu Weihnachten bekommen hat, stelzt neugierig herum, und wenn der Kleine einmal schreit, guckt er in das Korbwägelchen und stößt vor Mitleid langgezogene Klagelaute aus, es ist zu drollig. Unlängst kam ein Landkrokodil über den Hof gelaufen zum Vergnügen von Cornelius, der es haschen wollte, aber natürlich nicht fing, da diese Leguane sehr flink sind. Schlangen gibt es dieses Jahr nicht, auch keine Vogelspinnen, dagegen viele »Schwarze Witwen« – die allergiftigste Spinne, die es gibt, ja vielleicht das giftigste Tier überhaupt. Wir hatten noch keine im Haus. Ins Krankenhaus kamen schon etliche Patienten, die ich aber alle durchgebracht habe.

Unsere Bolivienreise zeitigte das überraschende Ergebnis, daß nun auch von dort Patienten herkommen, 500 km durch unbewohnte Buschwildnis auf Wegen, die jetzt in der Regenzeit eher Sümpfen als Straßen gleichen, Reisedauer mit Lkw vier bis fünf Tage! Es ist kaum zu glauben – unsereins würde krank von der Reise, und die kommen eigens zum Operieren. Neulich hatten wir einmal gleichzeitig Patienten aus Bolivien, Argentinien, Brasilien, Ostparaguay und dem Chaco außerhalb der Kolonien, dazu unsere deutschen Mennoniten und Indianer zweier Stämme. Wir leben auf dem 60. Grad westlicher Länge und auf 22,5 Grad südlicher Breite, da kann man auf dem Atlas leicht sehen, daß wir gar nicht mehr »hinter dem Mond«, sondern eher im Mittelpunkt wohnen, vor allem, seit das große Flugzeug zweimal in der Woche kommt und uns an die Außenwelt anschließt. Es bringt uns auch jede Woche einen Korb voll Gemüse und Salat aus Asunción mit, und damit ist unsere Kost wesentlich abwechslungsreicher geworden.

Wie vorauszusehen, sind noch mehr Kinder mit Gaumenspalten und Hasenscharten gekommen. Die Operationen sind gelungen, und Erika müht sich jetzt mit den Kindern ab, um ihnen das richtige Sprechen beizubringen. Es ist eine tüchtige Schinderei, aber vom Erfolg ihrer Arbeit hängt der Erfolg meiner Operation ab, da diese ja umsonst ist, wenn sich die Sprache nicht bessert. So ist unser Haus immer von

irgendwelchen armen, unglücklichen Geschöpfen bevölkert.
In unserem kleinen OP-Häuschen ist es wie in einem Backofen, wenn es draußen bis 44 Grad im Schatten hat und man wegen der Insekten alle Fenster zumachen muß. Schwitzen ist gar kein Ausdruck mehr, wir sind einfach naß wie aus dem Bad gestiegen. Den Ventilator kann ich leider nicht vertragen, da ich dann hinterher drei Tage lang ein steifes Genick habe. Im vergangenen Jahr habe ich etwa 200 größere Operationen gemacht (die kleinen zählen wir nicht). Das ist freilich nicht sehr viel, gemessen an einem deutschen Krankenhaus, aber bei unserer Hitze ist es mir mehr als genug. Patienten hatten wir rund 2500 stationär, Geburten 96 und Sterbefälle drei Deutsche (ein 82jähriger Opa an Altersschwäche, ein Neugeborenes an angeborenem Herzfehler, eine Oma an Schlangenbiß) und drei Indianerbabys, die von den Eltern leider immer viel zu spät gebracht werden, so daß manchmal keine Hilfe mehr möglich ist. Das sind Verhältniszahlen, die man daheim nicht kennt; ich schreibe sie, weil wir jetzt gerade die Jahresstatistik machen und es vielleicht interessant ist. 50 % unserer Patienten sind Deutsche, 50 % Indianer und »Hiesige«, wie hier die südamerikanischen Mischlinge allgemein genannt werden.
Noch diesen Monat gehen drei meiner Schwestern ab, eine nach Brasilien, zwei nach Uruguay. Somit habe ich schon 14 ausgesendet, teils in Großstädte wie Montevideo, La Paz und Asunción, teils auf einsame Missionsstationen mitten in der Wildnis. Von überallher bekomme ich Lobendes über sie zu hören, und das freut mich nicht wenig. Aber nun habe ich nur noch sechs Schwestern und sieben Schülerinnen, das ist zu wenig für unseren Betrieb, und ich muß am 1.3. einen neuen Kurs anfangen. Anwärterinnen sind genug vorhanden, aber für mich heißt es zehn Stunden Unterricht mehr pro Woche. Ich wollte schon Erika dafür einspannen, aber sie möchte lieber die Taubstummen und Sprachgestörten allein unterrichten, so daß ich dafür die Schwesternschule allein übernehmen

kann. Sie meint, es sei am besten, wenn jeder bei seinem Leisten bleibt. Nun, wir werden sehen.
Die Bundesrepublik Deutschland sorgt mit dafür, daß es mir nicht langweilig wird. Es ist jetzt ein Gesetz erlassen worden, daß unsere Mennoniten, die seither staatenlos waren, sich als Deutsche einbürgern lassen können. Darauf haben sie alle gewartet, und jetzt geht der Ansturm los! Die Kolonieverwaltung kann sich natürlich mit Rücksicht auf die paraguayische Regierung nicht offiziell damit befassen, und da kommen die Leute zu mir als der ihrer Meinung nach »zuständigen Stelle«. Auch der deutsche Botschafter in Asunción scheint mich dafür zu halten, denn er schickt mir alle Formulare und sonstigen Anweisungen. So habe ich gegenwärtig eine Art Konsulatsbüro in meinem Haus und tippe den guten Leuten ihre Fragebogen. Von der Schwierigkeit dieser Aufgabe kann man sich einen Begriff machen, wenn man zum Beispiel erfährt, daß einer in der Ukraine geboren ist, als Kind mit den Eltern nach Sibirien auswanderte, vor den Bolschewisten nach der Äußeren Mongolei flüchtete, von da über Singapur durch den Indischen Ozean und den Suezkanal nach Marseille kam, Frankreich durchquerte, von Le Havre nach Brasilien reiste und, weil es ihm dort nicht gefallen hat, ausgerechnet hier in diesem ödesten Landstrich der Welt angelangt und hängengeblieben ist. Von den zehn bis zwölf Geschwistern sind die meisten irgendwo in Rußland verschollen oder leben in anderen Ländern und Erdteilen, und manchmal wissen die Leute nicht einmal, wie ihr Geburtsort hieß (was übrigens nicht von Bedeutung ist, da es immer dieselben Orte sind, Gnadental, Friedensfeld, Schönbrunn, Lichtfelde usw.). Das einzige, was sie ganz genau wissen, ist, daß sie Deutsche sind, weil sie keine andere Sprache sprechen. Es ist eine Sisyphusarbeit, und ich sitze manche Stunde vor den Fragebogen und weiß nicht, was ich hineinschreiben soll. Aber ich tue es gern, denn es freut einen ja auch, daß diese Menschen, deren Vorfahren vor 400 Jahren auswanderten und die größtenteils Deutschland noch nie gesehen haben, so begierig sind, »rich-

tige Deutsche, nicht bloß Volksdeutsche« zu sein, wie sie sagen. Auch mit Rentenanträgen der Neuländer Kriegerwitwen und Kriegsversehrten habe ich viel zu tun, weil ich der Konsulatsarzt für Paraguay bin.

Fernheim, 25. 1. 1956

Liebe Eltern! Gestern war ich wieder »auf Tour«, ganz weit hinaus in den Busch zur Gesundheitskontrolle in den Dörfern. Jetzt ist die Zeit dazu gekommen wie alle Jahre. Ach, was waren das früher für Strapazen, und wie habe ich mich immer davor gegraut! Und gestern war es die reinste Vergnügungsfahrt. Früher waren die Bauern so mißtrauisch, sie kamen entweder gar nicht oder einzeln mit großen Verzögerungen, so daß man stundenlang in der Schule warten mußte, bis man weiterfahren konnte; zu essen gab es kaum etwas, und vor Ärger über die Unvernunft und Verständnislosigkeit der Leute ist man fast geplatzt. Dazu die Hitze, der Staub und die schlechten Wege, die Mutlosigkeit der Leute – kurz, man war abends beim Heimkommen fix und fertig. Und gestern? Wo wir hinkamen, waren sämtliche Dorfbewohner schon in der Schule versammelt, so daß die Untersuchung und Impfung rasch abgetan waren, und dann wurden wir in jedem Dorf vom Schulzen, der sich eine Ehre daraus machte, eingeladen: hier zum großartigen Mittagessen, da zu Kaffee und Kuchen, dort zu Wassermelonen, dann wieder zu Kaffee und belegten Broten, und zuletzt waren wir von lauter essen und trinken wie erschlagen. Überall waren die Menschen so freundlich – was für ein Unterschied zu früher! Das Trachom haben wir jetzt endlich so gut wie ausgerottet – früher litten 70 % der Leute darunter! –, aber den Hakenwurm kriegen wir nicht so leicht los, und dabei ist gerade der so eine furchtbare Geißel. Malaria hatten wir seit über einem Jahr keinen einzigen Fall mehr.

Es wehte ein frischer Wind, die Straßen waren trocken, teilweise waren es schon die neugebauten Straßen des reichen

Amerikaners Buller, der mit seinem Bulldozer für zwei Jahre hierhergekommen ist, um Straßen durch den Busch zu schlagen. Er arbeitet wie ein Pferd, ganz ohne Bezahlung, und wenn seine Zeit um ist, schenkt er den Kolonien den Bulldozer. Auf die ganze Idee kam er, als er vor einiger Zeit unsere »Operation mit Gesang« kennenlernte; er hatte davon gehört, die Sache aber nicht glauben wollen und sich dann doch mit eigenen Augen davon überzeugt. Inzwischen hat er junge Männer von hier angelernt, die dann weiterarbeiten können. Auf diesen Straßen kann man beinahe wie in Europa fahren, etwa wie auf einer gewöhnlichen Landstraße ohne Asphalt.
Die Felder stehen überall gut, wenn auch wegen des späten Regens alles sehr zurück ist. Falls keine Raupen und Heuschrecken kommen, muß die Ernte dieses Jahr großartig werden. Das würde mich sehr freuen für die Bauern, damit sie wieder mehr Mut bekommen. Sie haben vielerorts schon neue Häuser, und darin sieht es hübsch und sauber aus. So hat alles einen ganz anderen Anstrich, und ich war beglückt, als ich abends nach Hause kam. Wir waren von 5 Uhr früh bis abends 8 Uhr unterwegs.

Fernheim, 16. 2. 1956

Liebe Eltern! Am vergangenen Sonntag wurde Kai mit noch einem kleinen Jungen zusammen in der Kirche gesegnet, es war sehr schön. Erika hatte sein Taufkleidchen mit kleinen Blümchen und Asparagus besteckt, es sah niedlich aus. Er schrie überhaupt nicht, sondern lachte den Ältesten bloß an. Überhaupt, wenn ihn einer nur anschaut, lacht er gleich übers ganze Gesicht, so ein freundliches Kind ist er. Er gedeiht prächtig.
In den letzten Wochen hat es unheimlich geregnet, ein richtiges Deutschlandwetter, da habe ich mit dem Jungen aus der Huttererkolonie, der wegen seines Stotterns bei uns ist, tüchtig im Garten gearbeitet. Er ist ein sehr bescheidener, fleißiger

und tüchtiger Junge. Sein Stottern ist schon viel besser geworden, Erika hat den Bogen raus. Es ist zu komisch: Er ist in England geboren und schon ganz klein nach Paraguay gekommen, und jetzt spricht er ein pures Frankfurter Deutsch. Das weiß er selbst natürlich nicht, aber es ist zum Lachen. Die Hutterer sprechen ja Deutsch in den Kindergärten, Horten und Schulen, und da sein Lehrer offenbar ein Frankfurter ist, spricht er eben auch so.
Obst haben wir zur Zeit jede Menge, Mandarinen und Apfelsinen, auch schon Grapefruits und Melonen.

Fernheim, 23. 2. 1956

Liebe Eltern! Bei uns regnet es jetzt so viel wie noch nie, und man kann den Chaco kaum wiedererkennen. Wenn wir zwei Zisternen hätten, wären sie beide schon längst voll. Der Garten und die ganze Natur ist so schön grün wie daheim im Frühling, und die Leute, die mit dem Flugzeug von auswärts zurückkommen, staunen nur so, weil sie den Chaco ganz anders in Erinnerung hatten. So haben wir jetzt eine richtige Erholungszeit. Bei der Küche habe ich eine Ranke gepflanzt, die hat ganz hellgrüne Blätter und blüht über und über rosa, eine Pracht wie daheim bei den Kletterrosen, und alle Leute freuen sich daran, am meisten wir. Jeden Tag pflückt Erika die größten Sträuße und bringt sie zum Krankenhaus, wenn sie die Kranken besucht, und es wird nicht weniger.
Heute sind Schmidts von der Lepramission gekommen. Das sind Menschen, bewundernswert! Gemessen an ihnen ist es mit unsrem Idealismus nicht weit her. Jetzt haben sie ihr Leprosorium so weit aufgebaut, daß sie die ersten Patienten aufnehmen konnten. Dr. Schmidt war einer meiner Vorgänger, und Frau Schmidt, die Krankenschwester ist und hier die Schwesternschule begründet hat, pflegt die Leprösen ganz allein, verbindet ihre Geschwüre und wäscht und bettet sie, bringt ihnen zu essen und was sonst dazugehört. Dabei hat sie fünf eigene Kinder und zwei adoptierte Paraguayerkinder

von liederlichen Eltern und noch ein Pflegekind von Mennoniten. Wir können es überhaupt nicht begreifen; für sie als Mutter ist es doch die erste Pflicht, für ihre Kinder zu sorgen und sie zu schützen, meinen wir. Aber die haben ein unglaubliches Gottvertrauen; sie sagen einfach, Gott habe ihnen diese Arbeit aufgetragen und werde sie auch vor der Krankheit bewahren. Sie haben gar keine Angst. Und in dem Haus ist ein Trubel, nicht zu sagen. All die Jungen und Mädchen, die von den Kolonien dorthin gehen, um beim Aufbau zu helfen, werden mitversorgt und können, wenn sie wollen, bei Frau Schmidt Klavierspielen und Schreibmaschineschreiben lernen. Schmidts halten Bibelklassen und Jugendstunden ab und machen Ausflüge mit ihnen. Dabei hat Frau Schmidt nur ein Dienstmädchen, allerdings ein tüchtiges – man kann es nicht fassen, wie sie alles bewältigt. Strahlend und lachend läuft sie den ganzen Tag herum, daß man meinen könnte, das Leben sei nur ein Scherz. Dr. Schmidt macht auch die dreckigste und niedrigste Arbeit mit, er fährt mit dem Lkw Baumaterial herbei und legt selbst mit Hand an beim Bau, alles neben seiner ärztlichen Arbeit. Was es doch für Menschen gibt!

Fernheim, 8. 3. 1956

Liebe Eltern! Uns geht es gut, obwohl der Sommer jetzt im März nachholt, was er im Januar und Februar versäumt hat – es ist abscheulich heiß und trocken. Immerhin gibt es jetzt da und dort im Busch kleine Regenwassertümpel, und der seltene Fall ist eingetreten, daß man einmal baden kann. So beschloß ich, mit meinen Schwestern einen »Betriebsausflug« zu machen und mit ihnen zum Baden zu fahren. Eifrig machten sie sich daran, sich Badeanzüge zu nähen; so etwas besaßen sie natürlich nicht, denn erstens gibt es hier keine Badegelegenheit, und zweitens gilt es als unschicklich, sich derart zu »entblößen«. Es bedurfte einiger Überredungskunst, bis die Oberen einverstanden waren, aber letzten Samstag machten wir nun dienstfrei und fuhren mit dem Lkw auf dem neugebauten Damm der Bahnendstation zu, etwa 100 km weit. Wir brauchten dazu nur dreieinhalb Stunden, während man früher auf der alten Schneise durch den Busch einen bis zwei Tage unterwegs war. Wir staunten, als wir dort an der Lagune ankamen, wieviel Wasser es hatte; sie war etwa 1 km lang und 100 m breit, aber fast ganz mit Wasserpflanzen zugewachsen. In der Mitte war aber eine Stelle offen, etwa 15 lang und 5 m breit, wo das Wasser bis an den Hals ging, so daß man richtig schwimmen konnte. Die übrige Lagune war nur knietief. So paddelten wir lustig und fidel herum, vesperten das Mitgenommene und kochten Kaffee. Leider gab es nirgends Schatten, da der Busch so niedrig ist, nur drei bis vier Meter hoch, und da die Sonne hier in den Tropen um die Mittagszeit senkrecht herunterbrennt. So spannten wir an einigen in die Erde gerammten dünnen Stämmchen eine Zeltplane auf, um etwas Schatten zu haben. Auf dem Heimweg hatten wir eine Reifenpanne und mußten Schlauch und Reifen auf die Felge ziehen und mit der Handpumpe aufpumpen. Das nahm viel Zeit in Anspruch, und wir kamen erst um 9 Uhr abends nach Hause, ganz überzogen mit einer Staubkruste. 100 km Fahrt hin, 100 km her, 9 Stunden Fahrzeit, um in einem 15 m langen, halstiefen Tümpelchen eineinhalb Stunden herumzuplantschen! Badefreuden im Chaco! Aber Hauptsache, die Schwestern hatten ihren Spaß daran.

Fernheim, 21. 3. 1956

Liebe Eltern! Im Krankenhaus haben wir wenig Arbeit, weil die Bauern bei der Ernte sind, dafür haben wir um so schwerere Fälle. Die Leute können es immer noch nicht begreifen, daß es mit dem Gesundwerden nach der Operation jetzt so schnell geht; ja, ich muß gestehen, mir kommt es selber immer wie ein Wunder vor. Wenn ich da an früher denke bei den alten Methoden, was für eine Geschichte war das! Eine Operation bei örtlicher Betäubung machten wir wieder mit Gesang, wobei der Patient ja mitsingt. »Die Zeit ist kurz, o Mensch, sei weise und wuchre mit dem Augenblick ...«, »Nimm Zeit dir zur Andacht und Ruh' zum Gebet ...«, »O Liebe, goldner Sonnenschein ...« sind so unsere Lieder beim Operieren. Es geht wirklich viel besser, wenn die Leute abgelenkt sind.

Letzte Woche kam ein großes Flugzeug voll »hoher Tiere« an. Es war eine internationale Kommission von Experten für Besiedlung und Entwicklung wilder Gebiete der Erde, die unser Projekt, die Erschließung der »Grünen Hölle«, studieren wollte, um die Ergebnisse für andere Gebiete zu verwerten: UNO-Vertreter, die Legationsräte der deutschen und der amerikanischen Botschaft, Wirtschaftsexperten, Wissenschaftler, Ärzte, Landwirtschaftssachverständige, Viehzüchter, lauter interessante Leute. Ihre Fragen hatten Hand und Fuß, so daß man ernsthaft darauf antworten konnte. Ein Journalist war auch dabei und hat alles photographiert und aufgeschrieben.

Es waren viele sympathische Menschen darunter, aus vielen Nationen und Rassen: Peruaner, Chilenen, Uruguayer, Argentinier, Deutsche, Amerikaner, Paraguayer, Griechen, Italiener, Franzosen. Man konnte alle Sprachen sprechen, aber meist wurde Spanisch gesprochen, weil das von allen verstanden wurde. Der deutsche Legationsrat sagte zu mir: »Nie im Leben hätten Sie in Deutschland einen Wirkungskreis wie diesen hier gefunden, und sicher werden Hunderte von Ärzten in Deutschland Sie darum beneiden!« Nun, ich sagte ihm, das stimme doch wohl nicht ganz, denn ich bemühe mich schon seit Jahren, Ärzte für andere Kolonien herüberzubekommen, aber nicht einmal über das Institut für Ärztliche Mission ist es mir gelungen. Dessen Direktor schreibt mir, für hier könne er keinen finden, offenbar habe niemand mehr so viel Idealismus; dabei habe er den Eindruck, daß von allen Missionsärzten auf der ganzen Welt, die ihm schreiben, niemand so viel erlebe wie wir in Paraguay.

Wenn für solche Besucher beim ersten Anblick auch alles recht schön und ideal aussieht, wissen sie natürlich nicht, was dahinter liegt. Aber um ganz ehrlich zu sein – es freut einen dann doch, wenn man Anerkennung erfährt. Und es gibt wieder neuen Auftrieb, gerade in den Tagen, wo man sich etwas minderwertig vorkommt mit seinen Leistungen. Solche Besuche sind in jeder Hinsicht für uns eine Anregung, Höhepunkte in unserem bisweilen etwas eintönigen Leben.

Fernheim, 22. 3. 1956

Liebe Eltern! Mit meinen Rindern ist das so (und immer gewesen), daß ich mein Gehalt von der Kolonie in Geld ausbezahlt bekomme und mir von der Kolonie-Viehstation, die eine Aktiengesellschaft ist, jedes Jahr 50 Kühe kaufe zu dem Preis, den sie am 1. September, dem Tag der Revision, haben. Obwohl der Geldwert ständig sinkt, muß ich dann doch in monatlichen Raten nur jeweils den zurückliegenden Preis bezahlen und habe sie in einem Jahr, also wieder bis zum 1. September, abbezahlt. Ich habe so einen doppelten Vorteil: Erstens sind die Tiere am Ende des Jahres, also wenn ich sie bezahlt habe, viel mehr wert, zweitens habe ich 50 % natürlichen Zuwachs, weil sie sich von selbst vermehren. Dazu muß ich dann noch einen gewissen Beitrag zu den Unkosten der Viehstation zahlen, auf der meine Herde mit betreut wird. Die Kolonie tut also für mich, was sie kann, und auf diese Weise verdoppele ich mein Gehalt beinahe. Ich könnte keine bessere Kapitalanlage haben, die sich mehr verzinst. Daß es in Dollar oder DM umgerechnet immer noch wenig ist, ist nicht ihre Schuld, hierzulande ist das Geld eben so wenig wert. Man kann aber gut damit auskommen. Da wir Essen und Wohnung, Licht und Heizung frei haben, haben wir gar keine materiellen Sorgen.
Natürlich macht Erika die ganze Arbeit an den Taubstummen, Wolfsrachenkindern und Stotterern umsonst. Das ist nichts weiter als ein bißchen christliche Nächstenliebe. Wenn wir die nicht hätten, könnten wir mit unserem Christentum einpacken. Die Eltern der Kinder sind unvorstellbar

arm; ich habe sie ja letztes Jahr besucht. Da würden wir uns schämen, wenn wir etwas nehmen wollten. Wir wären ja überhaupt nicht hier, wenn die Leute nicht so arm wären. Wenn es uns ums Geldverdienen ginge, könnten wir auch zu Hause bleiben, wo es schöner ist als hier. Freilich muß Erika die Kinder als Kostgänger mit versorgen, sie gehören eben zur Familie. Es sind jetzt nur noch vier, so unterhalten wir kein Wohnheim mehr. Die drei Mädchen wohnen im Schwesternheim, das kleinste Kind bei uns. Es ist so brav, daß es kaum Arbeit macht. Wir staunen, wie wenig sie vergessen haben, wie geläufig sie jetzt schon verstehen und lesen und schreiben können. Nur mit der Satzbildung hapert es noch ein bißchen, sie lieben es, sich ganz einfach auszudrücken: »Essen hab.« (»Ich habe schon gegessen.«) Unser Leben ist schön und beglückend, wenn es sich auch nur in einem bescheidenen Rahmen abspielt.

Fernheim, 30. 4. 1956

Liebe Eltern! Neulich hatte ich wieder einmal ein typisches Buscherlebnis. Es kam eine Patientin aus Uruguay geflogen, eine ostpreußische Adlige. Sie hat ein hartnäckiges Hautekzem. In Montevideo hatte sie schon ihr ganzes Geld an die Ärzte verpulvert, ohne daß ihr einer helfen konnte. Nun hatte sie gehört, daß ich solche Fälle mit Erfolg behandelt habe, und kam da heraus. Das muß man sich vorstellen: aus Montevideo bis in den Chaco! Ich probierte es mit einer Fastenkur, Rohkost und Bindegewebsmassage. Aber ich wollte mich doch noch mit Dr. Rakko besprechen, ob er etwas weiß, falls das nicht anschlägt, und fuhr nach Halbstadt. Ich dachte, auf dem neuen Damm könne ich wie sonst in zwei Stunden hin und zurück sein; das ist ja jetzt eine schnurgerade Straße durch den Busch, und man kann bei gutem Wetter darauf fahren wie auf der Autobahn, obwohl sie nicht asphaltiert ist. Aber auf der Rückfahrt, als es schon dunkel war, rannte uns von der Seite eine Kuh ins Auto, und da das

Auto keine Bremsen hat (so etwas gibt es auch nur hier!), war die Kuh tot und das Auto futsch. Von uns kam niemand zu Schaden. Der Fahrer lief in das nächste Dorf, das zum Glück nur drei Kilometer entfernt war, und holte ein Fuhrwerk. So fuhren wir damit weiter, bis wir in der Ferne ein Licht auftauchen sahen. Das war Bob Unruh, unser Nachbar, den Erika inzwischen alarmiert hatte. Wir stiegen um und schickten das Fuhrwerk ins Dorf zurück. Aber nach einigen Kilometern blieben wir im Schlamm stecken, denn es hatte geregnet. Bob wollte mit einer Schaufel den Dreck zwischen Rädern und Kotflügeln herauskratzen, und sein Begleiter sagte noch: »Paß auf, daß du den Reifen nicht kaputtschneidest!« Als es nicht ging, hob er mit dem Wagenheber das Auto an, und währenddessen kratzte der Begleiter weiter. Auf einmal machte es pfff – tatsächlich hatte der selber den Reifen zerschnitten! So mußten wir noch das Rad wechseln und aufpumpen, und endlich konnte es weitergehen. Statt wie beabsichtigt um 18 Uhr kamen wir um 23 Uhr nach Hause.
Heute war hier eine goldene Hochzeit. Der Jubelbräutigam erzählte bei seinem Lebensbericht, einmal sei er auf den Tod krank gewesen, der Arzt habe ihn aufgegeben. Da habe seine Frau gebetet: »Lieber Gott, nimm uns unsere beste Kuh, aber laß uns unseren Vater!« Und die beste Kuh sei gestorben, aber er sei am Leben geblieben. Ich mußte unwillkürlich lachen, aber die Leute um mich herum saßen mit ernsten Gesichtern da. Keiner fand es lächerlich, Gott eine Kuh für den Mann anzubieten. So etwas Ulkiges! Ein richtiger »Kuhhandel«.

Fernheim, 9. 5. 1956

Liebe Freunde! Wir hatten viel Krankheit und Aufregung. Kanada-Auswanderer, die zur Bearbeitung ihrer Papiere in Asunción waren, schleppten den Keuchhusten in unser Buschidyll ein. Obwohl ich sofort alle Kinder der ganzen Kolonie impfte, bekam ihn Cornelius als einer der ersten. Wir

schickten ihn gleich nach Halbstadt zur Familie Rakko, damit Kai nicht angesteckt werden sollte, aber der hatte ihn schon gefangen. Das bis dahin so urgesunde Kerlchen kriegte ihn so heftig, daß wir eine Woche lang ernstlich für sein Leben fürchteten. Er ist dadurch sehr zurückgeworfen worden. Alle, die diese abscheuliche Krankheit schon einmal in der Familie hatten, wissen Bescheid: Man kommt Tag und Nacht nicht zur Ruhe. Prompt fingen die neu gekommenen Taubstummen auch an zu husten. Die Epidemie ging weiter und weiter bis in die hintersten Dörfer im Busch. Die Impfung hatte nicht viel Erfolg, wenn man nicht als Erfolg verbuchen will, daß keines der weißen Kinder starb. Aber bald fingen auch die Indianer an, Alt wie Jung, und da es bei uns Winter geworden ist und diese Naturmenschen im Freien leben, bekamen die meisten ihrer Babys noch eine Lungenentzündung dazu und starben uns weg wie die Fliegen, trotz der aufopfernden Fürsorge der Schwestern, trotz Spritzen, Tabletten, Infusionen. Während wir die weißen Kinder der häuslichen Pflege überlassen konnten, mußten wir die Indianer aufnehmen. Sie kamen in großer Zahl und füllten bald das ganze Krankenhaus. Gewöhnlich wollten die Mütter uns nur die Babys dalassen und schnell wieder verschwinden; aber da die Indianerkinder bis zu zwei Jahren von Muttermilch leben, können sie zu der Krankheit nicht auch noch die plötzliche Ernährungsumstellung verkraften, und wenn sie noch Durchfall dazu bekommen, ist ihr Schicksal besiegelt. Ich ließ also durch die Missionare bekanntgeben, daß nur noch Kinder aufgenommen würden, deren Mütter zum Stillen mitkämen.
Nun kam da auch eine ältere Frau mit einem etwa zweijährigen Jungen, der immerzu schrie und heulte, so daß die Schwestern auf den Gedanken kamen, er könne vielleicht nicht satt werden, obwohl er ständig an der Mutterbrust saugte. Ich sah mir die Sache an. Die Frau sprach kein Plattdeutsch, und so mußte ich meine paar Brocken Chulupí (mein Sprachschatz hat sich allerdings in diesen Wochen erstaunlich vermehrt) zusammenklauben, und da bekam ich heraus, was ich wissen wollte.

Sie drückte auf ihre Brust und sagte bekümmert: »Amabá!« (»Kommt nix!«). Endlich wurde uns klar, daß es die Großmutter des Kindes war; die Mutter, selber krank, hatte ein neugeborenes Baby und war zu schwach, um beide Kinder zu stillen, wie sie es sonst tun. Die Mutter legte sich also mit dem Baby in ein Zimmer und die Oma mit dem größeren Jungen in ein anderes. Ach, haben wir gelacht! Aber nicht, weil die Oma den Enkel stillen wollte, denn so etwas kommt bei den Indianern öfters vor, sondern weil sie es vorzutäuschen versuchte. Aber Ihr werdet lachen: Nach zwei Tagen schoß bei der Oma die Milch ein! Ja, ungelogen! Hoffentlich geht die Epidemie bald vorüber, bis jetzt ist noch kein Ende abzusehen.

Letzte Woche feierten wir die Einführung unserer Probeschwestern, die dabei ihre Tracht und Hauben bekamen. Erst hatten wir eine kleine ernste Feier, dann, nach Kaffee und Kuchen, einen bunten Abend mit allerlei lustigen Aufführungen. Ich hatte das Schwesternleben in Versen und Zeichnungen karikiert und trug es mit einer der alten Schwestern, als Leierkastenpaar verkleidet, vor. Im Hintergrund spielte einer auf dem Akkordeon die Melodie »Mariechen saß weinend im Garten«, so daß man meinen konnte, die Musik komme wirklich aus meinem imitierten Leierkasten, den ich auf einem alten, hochrädrigen Kinderwagen aufmontiert hatte. Der Erfolg war durchschlagend. Von den Schwestern im neuen Kurs, den »Studenten«, wie man hier sagt, ist eine aus Montevideo und eine aus Curitiba (Brasilien), es ist also wieder eine internationale Gruppe. Wir haben jetzt 21 Schwestern, aber bald geben wir wieder zwei Schwestern nach Bolivien ab, die eine als Wirtschaftsleiterin und Diätköchin nach La Paz ins methodistische Missionskrankenhaus, die andere in eine mennonitische Familie, in der das achte Kind erwartet wird. Auf unserer Reise im letzten Jahr waren wir dort zu Gast. Ich würde mich ja schönstens bedanken, wenn ich diese Reise ein zweites Mal machen müßte, aber die Schwestern tun es mit dem größten Vergnügen.

Fernheim, 14. 7. 1956

Liebe Eltern! Seit einigen Wochen bin ich Autofahrer! Der reiche Amerikaner Buller, der zwei Jahre lang bei uns Straßen durch den Busch gebaut hat, schenkte der Kolonie seinen Jeep. Er ist Farmer, hat zwei Farmen im Süden und im Norden der USA und bebaut die beiden nacheinander je nach dem Fortschreiten der Witterung von Süden nach Norden. Er hat zwei eingerichtete Haushaltungen und zieht zweimal im Jahr per Auto mit der ganzen Familie um. Im Winter arbeitet er mit seinen Bulldozern an den Regierungsstraßen. Bei seinem Abschiedsfest erzählte er, er habe viele Jahre keinen Ruf von Gott vernommen, sondern sei immer nur seiner eigenen Arbeit nachgegangen, und Gottes Segen habe sichtlich auf allem geruht, was er begonnen habe, so daß er immer reicher geworden sei. Als er nun erfahren und selbst gesehen habe, wie sehr die Kolonisten hier im Chaco um ihre Existenz kämpfen müssen und daß es hauptsächlich an Straßen fehlt, da habe er die Stimme vernommen: Geh! Bau du Straßen! Aber natürlich habe niemand die Reise und seinen Lohn bezahlen wollen, niemand habe die Maschinen dazu geben wollen, das ist doch alles so kostspielig. Da habe er es erneut vernommen: Geh selber, arbeite umsonst, nimm deine eigenen Maschinen mit, zahle deine Reise selbst. So habe er seine Farmen verpachtet und sei hierhergekommen. Und nun hat er in den zwei Jahren unglaublich geschuftet und mit nur wenigen Leuten von hier 130 km Straßen – Hochwege – durch den Busch gebaut. Als er jetzt alle Straßen zwischen den Kolonien und zur Eisenbahnstation fertig hatte, schenkte er seine ganze Maschinerie der Kolonie und ging wieder nach Hause. Zuletzt ließ er sich von mir noch einen Bruch operieren, den er sich bei der Arbeit angehoben hatte. Da sagte er einmal, es sei doch nichts, daß ich kein Auto für mich allein hätte. Ich entgegnete, freilich, aber ich könne es nicht ändern, die Kolonie sei, wie er wisse, zu arm und ich erst recht. Am letzten Tag kam er mit seiner Familie zum Abschiednehmen und drückte mir dabei ein Päckchen in die Hand mit den Worten: »Das sind die Ersatzteile für den Jeep. Lassen Sie bitte niemand sonst damit herumfahren, sonst ist er bald kaputt, und Sie haben erst keinen, wenn Sie ihn einmal brauchen. Er ist ganz allein fürs Hospital bestimmt.« Ich wußte nicht, wie mir geschah, und fand kaum Worte, mich zu bedanken. Er wehrte jeden Dank ab und sagte, ich hätte ihn doch operiert, da sei es an ihm, sich zu bedanken. So etwas ist doch einmalig!

Leider hat der Keuchhusten einen neuen Indianerstamm erfaßt, und die Kinder sterben ganz rapide. Am Sonntagabend fuhr ich mit dem Missionar in unserem Auto hinaus in den Busch und suchte sie auf. Auf die Frage, warum sie denn nicht ins Krankenhaus kämen, sagten sie, dort stürben die Kinder alle. Ja, wenn sie so spät kommen, daß schon nichts mehr zu machen ist, ist es kein Wunder. Manchmal sterben sie schon Stunden nach der Einlieferung, oft kommen sie sogar schon tot hier an. Ich sagte den Leuten, ich könne ihnen nicht versprechen, daß die Kinder nicht sterben, aber wir wollten doch alles tun, damit sie durchkämen. So lud ich mir gleich das Auto voll, und am anderen Morgen brachten die Bauern noch ein paar Wagen voll, so daß wir 45 Indianerkinder mit Keuchhusten-Lungenentzündung hier hatten, dazu die stillenden Mütter. Die übrigen Eltern lungerten die ganze Zeit ums Krankenhaus herum. Als nun ein Kind starb, stürzten die anderen Mütter mit ihren kranken Kindern panikartig in die Nacht hinaus. Sterben ist für sie etwas Entsetzliches, sie haben ja so große Geisterfurcht. Die Männer waren etwas aufgeklärter und kamen mit den Kindern ins Krankenhaus zurück und legten sich zu ihnen in die Betten. Doch als noch ein Kind starb, verschwanden sie alle. So lief es darauf hinaus, daß wir die ganze Gesellschaft abgeschrubbt und in wenigen Tagen viel Bett- und Leibwäsche verbraucht haben. Aber trotzdem – wir können nicht anders handeln. Dagegen sind die Lengua-Indianer, die hier unter uns leben, viel verständiger, man kann sich gut mit ihnen bereden. Ihre Kinder, die auch mit Lungenentzündung im Krankenhaus lagen, sind ge-

blieben, die Mütter kamen dreimal am Tag zum Stillen, und sie sind alle gesund geworden und heute nach Hause gegangen. Sie haben in diesen Jahren doch schon viel mehr Vertrauen bekommen. Jetzt haben wir nicht mehr so viele Patienten. Auf die Dauer ginge das ja auch nicht, dazu ist unser Krankenhaus zu klein.
Seit einiger Zeit ist ein schwedisches Ehepaar hier, das alle Abende zu uns kommt, um sich ein bißchen zu unterhalten. Der Mann kann den Chaco nicht genug loben und sagt immer wieder, er und seine Frau hätten nicht die Absicht, wieder nach Schweden zurückzukehren, höchstens auf Besuch. Besser als hier könne es ihnen nirgends gefallen, die Ruhe und der Frieden nach einem Leben voll Hetze und Vergnügungen sei unbeschreiblich. Sie finden die Landschaft und alles schön. Dabei leben sie in einem kleinen, strohgedeckten Häuschen, nur von Indianern umgeben, 170 km von hier. Sie haben 18 000 Hektar Land mit Tausenden von Rindern und Palisanderholz in Millionenwert, und außerdem gibt es unter ihrem Grund und Boden Erdöl, das überhaupt noch nicht gebohrt ist. Da denke ich mir immer: Es ist doch komisch, der eine denkt, es sei ein Opfer, hier zu leben, oder will um jeden Preis weggehen, weil man hier überhaupt nicht leben kann, und diese Menschen könnten mit ihrem Geld leben, wo sie wollen, und finden es hier wunderbar. In Stockholm besitzen sie Häuser und bei Stockholm eine kleine Schäreninsel mit einem Ferienhaus, in das sie uns eingeladen haben, wenn wir wieder einmal in Europa sind. Das wäre doch was!

Fernheim, 9. 8. 1956

Liebe Eltern! Mit dem Kinderkriegen scheint es uns jetzt nach Wunsch zu gehen, denn Anfang März werden die Buben ein Geschwisterle bekommen, so Gott will. Ihr könnt Euch ja denken, welche Freude bei uns herrscht, wo wir alle beide solche Kindernarren sind. Ich konnte es bis jetzt fast nicht glauben, deshalb habe ich nicht eher geschrieben. Erika sagt, sie möchte wieder einen Buben, weil sie jetzt schon so aufs Hosennähen eingestellt sei! Wenn sie für unsere näht, macht sie immer gleich noch ein paar mit für kinderreiche Mütter, die keine Zeit zum Nähen haben; sie meint, es mache nicht viel mehr Arbeit, wenn sie schon dabei sei.

Bei uns blühen nun zum erstenmal meine selbstgepflanzten Apfelsinen- und Grapefruitbäume über und über und senden ihren zarten Duft ins Haus, wenn die Stürme des Tages vorüber sind und die Abendkühle kommt. Ein merkwürdiges Gefühl von Verbundenheit gibt das, so als ob man nun wirklich Wurzeln geschlagen hätte in diesem Boden. In sieben bis acht Monaten werden wir dann die ersten Früchte ernten.

Vorgestern hatten wir Abschiedsfest für unsere amerikanischen Nachbarn Unruh, die morgen nach USA zurückfahren. Ihnen geht es wie uns damals, sie wissen auch nicht, ob sie wiederkehren werden, wollen es aber gerne tun, wenn es sich arrangieren läßt. Sie haben ja eine Farm in USA, die jetzt verpachtet war, und falls sie die verkaufen können, wollen sie ganz hierher übersiedeln und sich hier als Farmer ankaufen. Das erscheint unglaublich, wenn man bedenkt, daß so viele Bauern von hier fort nach USA und Kanada wollen. Aber diese kennen die Verhältnisse dort nicht, Unruhs dagegen kennen beides und sagen immer, es sei hier noch lange nicht so schlecht, wie die Leute sich einbildeten, und sie möchten ihnen gern Mut machen, Neues zu probieren, es immer wieder zu wagen und sich mit Landrodung usw. auch auf Zukunft einzurichten und nicht immer nur von der Hand in den Mund zu leben.

Fernheim, 2. 10. 1956

Liebe Eltern! Aus USA habe ich einen Brief bekommen, daß die Klimaanlage jetzt endlich abgeschickt sei. Nun bin ich gespannt, ob sie so rechtzeitig ankommt, daß wir in diesem Sommer noch etwas davon haben. Der Pastor schrieb, von dem gesammelten Geld sei noch etwas übrig, ob sie mir das

schicken sollten zu beliebiger Verwendung oder ob er noch mehr dazusammeln solle für einen zweiten Apparat. Was es doch für nette Leute gibt!
Am Sonntag hatten wir Besuch von einem Mann, der vor zwei Jahren nach Kanada ausgewandert war, aber wieder zurückgekommen ist, nachdem er noch einmal in Deutschland war. Er wird jetzt eine Gießerei und mechanische Reparaturwerkstatt hier aufmachen, so daß es nicht immer so ewig dauert, bis man Ersatzteile aus Asunción oder sonstwoher kommen läßt oder die kaputten Maschinen fortschickt.
Anbei eine russische Briefmarke. Hier bekommen jetzt fast alle Leute laufend Post von ihren Angehörigen aus Rußland, von denen sie teilweise schon 25 Jahre nichts mehr gehört hatten.

Fernheim, 10. 10. 1956

Liebe Eltern! Nun habe ich endlich meine lange geplante Reise »nach dem Süden« gemacht, wie wir das Land jenseits der Koloniegrenzen nennen. Es war höchste Zeit, denn die Regenzeit kann jeden Augenblick einsetzen, und dann ist kein Drandenken mehr, an einem Wochenende 400 km weit zu fahren.
Letzten Freitag ging es also los mit dem Jeep, nachdem die Sprechstunde fertig war. Ich hatte unseren Hausmeister, einen Fahrer und einen »Pfadfinder« mit, einen Mann, der die Gegend kennt und Weg und Steg durch Busch und Kamp findet. Es war glühend heiß, aber im Fahrtwind spürte man es nicht so. Wir hatten 80 Liter Benzin mit und zwei Fässer Wasser für alle Fälle und außerdem einen Holzkoffer voller Eßwaren, dazu unser Schlafzeug und Kleider zum Wechseln, so daß der Jeep ganz schön voll war. Aber anders kann man hier in der Wildnis nicht reisen.
Da es trocken war, kamen wir gut vorwärts. Bald ging es aus dem nördlichen Chaco heraus, und wir kamen in die Weite des südlichen Chaco. Bei uns hier ist ja fast lauter Busch, wäh-

rend weiter im Süden viel mehr Kamp ist. Alle 40 oder 50 Kilometer kam eine Estancia, auf der entweder die Besitzer selber wohnten, oder aber Angestellte, Verwalter und Aufseher, oder Pobladores, das sind Leute, die mit ihrem Vieh auf fremdem Grund und Boden weiden, bis der Besitzer sie verjagt, weil er selber Viehwirtschaft betreiben will. Überall, wo wir hinkamen, waren ehemalige Patienten von mir, die sich dann mit lauten Freudenschreien auf mich stürzten. Mir wurde dabei bewußt, wie groß mein »Aktionsradius« ist.
Abends um 11 Uhr kamen wir nach fast ununterbrochener Fahrt auf die Estancia des schwedischen Ehepaars. Natürlich schlief da alles schon, denn auf dem Kamp gehen die Leute mit den Hühnern ins Bett. Die beiden freuten sich riesig, daß ich endlich gekommen war. Du liebe Zeit, wie hausen solche reichen Leute! Ein Haus mit drei Zimmern, von einem Mennoniten gebaut, so wie es hier in der Kolonie auch der allerärmste Bauer hat. Aber die ganzen Wände voll wertvoller Ölgemälde und Stiche, teilweise echte Sachen von hohem Kunstwert, wie ich als alter Museumsfanatiker gleich feststellen konnte, ebenso vornehme Tisch- und Bettwäsche, Geschirr und Besteck – ein ganz komischer Kontrast. Er hat vor, einen großen Teil des Landes abzustoßen, nach Asunción oder zu uns in die Kolonie zu ziehen und nur von Zeit zu Zeit dort nach dem Rechten zu sehen. Sie dagegen will unter allen Umständen, daß er den ganzen Besitz verkauft und sie nach Schweden zurückkehren. Freilich betonte sie, das einzige, worum es ihr dann leid tue, sei das herrliche, gesunde Klima, danach werde sie sich ewig zurücksehnen. Ich schaute sie an, als ob ich oder sie den Verstand verloren hätte, aber sie meinte treuherzig: »Oder ist es etwa nicht so? Das ganze Jahr so schön warm, nie braucht man zu frieren, immer die herrliche Sonne, kein Nebel, keine Regenperioden wie in Europa. Und so gesund, man ist hier ja kaum einmal krank!« Na, ich sagte ihr, gerade wegen des Klimas wanderten die meisten Mennoniten aus, und ich betrachte es als eine Art Opfer, hier auszuhalten. Komisch!

Wenn man so etwas hört, bekommt man schließlich eine ganz andere Einstellung.
Von dort aus fuhren wir auf die Estancia eines Hiesigenpaars, ebenfalls ehemalige Patienten. Sie wollten unbedingt, ich solle einmal mit Erika für länger kommen und richtig Ferien machen. Das kann man bei denen auch wirklich. Nie hätte ich gedacht, daß es auch im Chaco solche Plätze geben könnte. Die ganze Wirtschaft ist tadellos in Ordnung, das Haus, auch von Mennoniten gebaut, ist sauber und aufgeräumt. Rundum eine weite Rasenfläche, dann gleich vor dem Hoftor der Flugplatz und an seinem Ende eine lange, ziemlich tiefe Lagune, in der man herrlich baden konnte. Lianen ließen ihre violetten Blüten auf das Wasser regnen, es war geradezu romantisch. Feines Essen, gut zubereitet, Bier, saubere Betten, dazu die so freundlichen und freudigen Gastgeber – es war ein wirklich netter Aufenthalt. Am anderen Morgen mußten wir schon wieder abfahren, denn ich wollte am Sonntagabend daheim sein, und der Regen drohte jeden Moment loszubrechen.
Diese Weite! Unübersehbar dehnte sich der Kamp, schier mannshohes Gras, zwischen dem die Wagenspuren beinahe unsichtbar verliefen, so daß es ein richtiges Kunststück war, sich da zurechtzufinden. Ohne den Pfadfinder wären wir ganz und gar verloren gewesen. Dazwischen Algarrobengebüsche, die wie Mimosen blühen und auch so riechen, es muß eine verwandte Pflanze sein. Immer wieder Lagunen oder Flußbetten, die aber nur Wasser führen, wenn der aus dem Andengebirge kommende Hauptfluß Pilcomayo Hochwasser hat, sozusagen Überlaufbecken also. Straußenherden, Leguane, allerlei Vögel und sonst nichts als einige Rinder wie verloren in dieser Unendlichkeit. Da sieht man noch nichts von der Überfüllung der Erde, und man fühlt sich so richtig frei und weit. Ich bedauerte immer, daß unsere Mennoniten nicht dort angesiedelt wurden, wo es so schön ist und soviel Platz hat. Und Wasser!
Unterwegs regnete es etwas, und es ging nur langsam vor-

wärts. Aber schließlich kamen wir doch vor dem Hauptregen in die Kolonie und hatten noch etwa 20 km bei strömendem Regen auf der Bullerschen Straße zu fahren. Um 19 Uhr waren wir daheim, von morgens um 6.30 Uhr immerzu gefahren. Es war ein schönes Erlebnis.

Fernheim, 17. 10. 1956

Liebe Freunde! Jetzt, wo unsere Taubstummen in Sommerferien gefahren sind und unser Haus leer ist, will ich endlich Eure lieben Briefe beantworten. Wir haben immer reichlich viel Betrieb im Haus durch den fortwährenden Besuch und die taubstummen Kinder. Der Besuch ist das, was uns das Leben hier interessant und abwechslungsreich gestaltet, und die Arbeit an den Taubstummen ist unser Scherflein, das wir zum Wohl der Menschheit beisteuern. Durch ihre Liebe und Anhänglichkeit und die schönen Fortschritte, die sie in ihrer Entwicklung machen, sind wir reichlich belohnt. Die Großen habe ich in diesem Jahr so weit gebracht, daß sie in Sätzen sprechen und schreiben. Eine wertvolle Hilfe war mir dabei der Besuch eines deutschen Pädagogen, der ganz Südamerika bereiste, um Kurse in seiner Methode des »singenden Lernens« abzuhalten. Singen kann ich zwar mit meinen Taubstummen nicht, aber doch rhythmisch sprechen und sie jeden Tag den von diesem Lehrer befohlenen Aufsatz schreiben lassen. Das hat sie sehr rasch weitergebracht. Mitunter kamen freilich auch spaßige Ergebnisse heraus. So war ich beim Erntedankfest mit ihnen in der Kirche. Auf der Empore übersetzte ich ihnen die Predigt und Bibelstellen und Gesangbuchlieder in die ihnen gemäße Sprache. Anschließend wurde das am Altar aufgebaute Gemüse versteigert. Als die Helfer es hinaustrugen, sang die Gemeinde: »Tragt's hinaus, tragt's hinaus« (das Evangelium), und die Taubstummen waren erstaunt, daß es doch für jede Gelegenheit ein passendes Lied zu geben scheint. Am nächsten Tag schrieben sie in ihrem Aufsatz: »Gestern war Erntedankfest. Wir saßen mit Papa auf der Empore und erzählten uns was. Papa hat einen Blumenkohl, einen Besen und eine Dose Tomatenmark gekauft. Es war sehr schön.« Das war also alles, was von meiner Predigtübersetzung hängengeblieben war! Nun, es ist nicht immer so. Sie sind eben Augenmenschen, und wenn es etwas zu sehen gibt, steht alles andere dahinter zurück. In der Bibel wissen sie recht gut Bescheid; wir haben eine Kinderbibel, deren Sprache für sie gut zu begreifen ist.

Im Juli hatten wir Besuch von paraguayischen Ministern mit Stab, und die Kolonieleitung bat Erika, ein Bankett auszurichten, weil sie so etwas am besten versteht. So war »großer Empfang« bei uns im Haus. Erika holte natürlich alles Damastzeug, Silber und Geschirr heraus, das sie besitzt, und sechs Schwestern in Tracht bedienten. Auf einmal fing einer der Herren an zu lachen. Auf meinen verwunderten Blick erzählte er, sie hätten sich beim Herflug darüber unterhalten, wie es bei uns wohl zugehe. Einer habe gemeint, daß da alle um eine große Schüssel sitzen und jeder sich mit einem Holzlöffel etwas aus der Eintopfsuppe herausfischt. Als er sich nun einer solch niegesehenen, glitzernden Pracht gegenüber sah, mußte er doch lachen. Echtes Porzellan und Silberbesteck gibt es nämlich im ganzen Land nicht zu kaufen, so wenig wie Damast. Für die Paraguayer ist der Chaco noch mehr »Terra incognita« als für uns Europäer, und allgemein wird angenommen, daß hier nur Ganzwilde und Halbwilde leben. Daher sind die guten Leutchen immer erstaunt, hier eine Zivilisation vorzufinden, wie es sie kaum in der Hauptstadt gibt. Die reinlichen weißen Häuser der Bauern erscheinen ihnen wie Paläste, und die Deutschen hier erscheinen ihnen steinreich. Sie können überhaupt nicht begreifen, warum so viele von hier nach Kanada auswandern wollen; bei diesem für sie offensichtlichen Wohlstand erscheint ihnen das absurd.

Unlängst machte ich übers Wochenende eine Reise nach Puerto Casado. Das ist unser nächstgelegener Flußhafen, über ihn werden unsere sämtlichen Waren ein- und ausgeführt. Dort fabriziert man das Tannin für fast die ganze Welt aus dem Holz des roten Quebracho hier im Chaco. Dieses wird mit einer kleinen Schmalspureisenbahn herangeschafft, die auch dem Warentransport von und zur Kolonie dient. 145 km führt sie in den Busch hinein, von der Endstation sind es dann noch 110 km bis zu uns. Auf der neugebauten Straße kann man diese Strecke mit dem Auto in zweieinhalb Stunden zurücklegen, früher brauchte man mit Pferdefuhrwerken drei bis vier Tage, mit Ochsenkarren noch länger bei gutem Weg. Casado war ein reicher Spanier, dem alles Land, auf dem wir sitzen, gehörte und noch viel mehr, bis hinauf nach Bolivien und hinunter nach Argentinien, dazu große Industrien, Viehstationen und was noch alles. Seine Erben teilen sich in den ungeheuren Besitz und verwalten ihn als Direktoren der einzelnen Zweige. Je näher man dem Fluß kommt, desto mehr regnet es, und um so mehr grünt und sprießt die Natur. Weite Kämpe wechseln mit Busch. Alles blüht jetzt im Frühling, allerlei Getier wie Straußenherden, Pumas, Füchse, Gürteltiere, Schlangen, Landkrokodile, Hasen, Rehe flieht vor dem herannahenden Schienenauto und macht die Reise interessant für einen wie mich, der nur selten herauskommt und so etwas zu sehen kriegt. In Puerto Casado haben wir viele Bekannte, die alle schon einmal bei uns zu Besuch waren und uns oft eingeladen hatten. Es sind alles Angestellte von Casado, Ingenieure, Chemiker, Viehzüchter, Baumwollexperten, Verwaltungsleute, aus aller Welt hier bunt zusammengewürfelt. Morgens, mittags, abends waren wir immer bei einem anderen eingeladen, und nach dem Abendessen trafen sich alle. Das war eine polyglotte Gesellschaft: aus England, Südafrika, Rumänien, Belgien, Ungarn, Deutschland, Argentinien, Dänemark, Rußland. Obwohl alle mehrere Sprachen beherrschten, einigten wir uns doch auf Spanisch, weil das alle verstanden. Durchweg waren es sehr angenehme Menschen und intelligent dazu.

Der Grund meiner Reise war, von Casado Eisenbahnschienen für unser neues OP-Gebäude zu bekommen. Wir wollen mit dem Bau nun bald beginnen. Das Geld für das Material

habe ich durch Artikel in kanadischen Blättern zusammengebracht. Den Plan macht ein Experte für Tropenarchitektur bei der Regierung in Washington, der einmal bei uns zu Besuch war. Die Eisenbahnschienen brauchen wir fürs Schattendach, denn die Holzbalken biegen sich hier immer durch. Don Eduardo Casado sagte mir, er verkaufe keine Eisenbahnschienen. Ich erwiderte, daß ich sie auch genauso gern geschenkt nähme, da lachte er und schenkte sie uns, 13 Stück. Eisen ist hier unerhört teuer und schwer zu bekommen.
Meine Praxis weitet sich räumlich immer mehr aus. Die ostpreußische Adlige aus Uruguay schrieb uns in einem Brief: »Seit ich bei Ihnen war, sind alle meine Glaubenszweifel geschwunden, und es ist ruhig und still in mir geworden. In Ihrem Haus habe ich ein fröhliches und tätiges Christentum kennengelernt, und das hat mich mehr überzeugt als alle Erweckungspredigten, die ich gehört habe.« Uns hat das sehr gefreut, besonders weil ihr Leiden hauptsächlich seelischer Natur war und ich ihr mit keiner Behandlungsmethode helfen konnte. Es ist schon eine Ermunterung, wenn jemand merkt, aus welchen Motiven heraus man seine Arbeit tut.
Uns allen geht es gut. Erika schwebt wieder auf der rosaroten Wolke der Begeisterung, und da die Familie größer wird, müssen wir auch ein größeres Haus haben, das ist klar. Wir wollen einen Seitenflügel mit drei Zimmern und einem Gästebad anbauen. Bauen ist hier billig, und man kann sich den Luxus einer großen Wohnung leisten. Acht Zimmer sind bei unserem Betrieb nicht zuviel.
Cornelius bekam von einem Estanciero ein Pony geschenkt und ist ein stolzer Reiter geworden, ohne daß es ihn jemand gelehrt hätte. Am liebsten nimmt er das zweirädrige Wägelchen, packt es voll mit Kindern und kutschiert mit ihnen wer weiß wohin, bis hinaus auf die Dörfer. Er ist überall bekannt wie ein bunter Hund. Einer der katholischen Missionspatres, die uns neulich besuchten, fragte ihn, was er denn werden wolle. Er meinte, er würde ja gern Doktor werden, aber sein Vatter erlaube es nicht, er müsse Bauer werden. Erika, die es

gehört hatte, fragte ihn, was denn das heißen solle, er habe doch immer gesagt, Doktor sei nichts, er wolle Bauer mit Traktor und Jeep werden wie Onkel Bob Unruh. Da meinte er: »Na, jetzt wo der Vatter auch einen Jeep hat, kann ich genausogut Doktor werden.« Also nur der Jeep ist maßgeblich. Ein Auto stand übrigens bei mir noch ganz weit hinten auf der Wunschliste, aber nun, wo wir es geschenkt bekommen haben, ist es doch sehr angenehm.

Kai ist ein anderer Typ als Cornelius, er hat so etwas Helles, Rosiges und strahlt jeden an, der in seine Nähe kommt. Jetzt geht er schon im ganzen Haus herum, immer an der Wand lang, und wenn es nicht mehr weitergeht, krabbelt er. Stundenlang kann er aber auch in seinem Bettchen stehen und die Umgegend anschauen, und wenn ein Fuhrwerk vorbeikommt, jauchzt er. Hier, wo alles so weit und frei ist und man so viel Platz hat, macht es Spaß, Kinder zu bekommen. Daheim hätte man bei der Wohnenge wohl an zweien schon reichlich genug.

Fernheim, 25. 11. 1956

Liebe Eltern! Mein Geburtstag war recht schön. Morgens haben mich die Buben geweckt, und Cornelius hat zum ersten Mal ein Gedicht aufgesagt (er ist nicht steckengeblieben wie ich früher immer!). Kai hat sich entschlossen, als Geburtstagsüberraschung zum ersten Mal frei zu laufen. Es sieht zu drollig aus, wenn der kleine Zwerg durch die Gegend wakkelt, dabei die Arme weit ausstreckt und vor Vergnügen über seine neue Leistung kräht. Die Kinder haben ein kleines Rehlein geschenkt bekommen, das schon rund und dick und ganz zahm ist. Es schläft in der Küche hinter dem Eisschrank und tollt den ganzen Tag im Garten herum. Kai spielt ganz allerliebst mit ihm. Ich habe Bildchen gemacht, die ich vielleicht im nächsten Brief schicke. Jetzt bei der Hitze kann der Photograph nicht entwickeln; es muß nachts weniger als 20 Grad haben, sonst schmilzt die Schicht vom Film herunter. Manch-

mal sage ich zu Erika, daß man später vielleicht manche Enttäuschung an seinen Kindern erleben kann, daß das aber alles nichts ist gegen die Freude, die man an ihnen hat, wenn sie so klein sind.
Wir haben unglaublich schönes Wetter. Alle Augenblicke regnet es, dazwischen ist es allerdings tüchtig heiß. Aber alles wächst und grünt überschwenglich, so viele Blumensträuße habe ich noch nie bekommen an meinem Geburtstag. Meine selbstgepflanzten Bäume tragen jetzt zum ersten Mal.
Eine Schwester hatte mir sogar ein Ölbild von unserem Krankenhaus gemalt, was ich besonders witzig fand; denn wo ich schon den ganzen Tag und oft noch nachts mein Krankenhaus anschaue, soll ich es nun auch noch an die Wand hängen, damit ich es bestimmt nicht vergesse!
Man plant, eine Pipeline von Bolivien durch den Chaco nach Paraguay zu verlegen, die hier vorbeikommen soll. Dann wird das Benzin billig, denn ganz in der Nähe soll die Raffinerie gebaut werden, alles von USA. An dem Trans-Chaco-Hochweg von Asunción über die Kolonie nach Bolivien wird auch schon gebaut. Es kann noch ein paar Jahre dauern, bis er fertig ist, aber dann ist das Land dem Verkehr erschlossen, und man kann mit dem Auto in ein paar Stunden in Asunción sein, was für den Warentransport sehr wichtig ist. So schreitet auch hier die Entwicklung unaufhaltsam fort, und in den fast sechs Jahren, seit wir hier sind, ist schon so vieles anders geworden.

1957

Fernheim, 6. 1. 1957

Liebe Eltern! Das neue Jahr hat gleich gut angefangen! An Silvester gingen wir wie gewöhnlich zur Kirche und hatten anschließend unsere Freunde, die Lehrer und Professoren der Oberschule, zu Gast, um das neue Jahr gemeinsam abzuwarten. Wir sind ein kleiner »Club« und kommen dazu jedes Jahr zusammen, dieses Mal bei uns, denn wir hatten so schöne Sachen, Bier aus Bolivien, Kartoffeln aus Argentinien, Knackwürste aus Asunción, und da haben wir ordentlich geschwelgt in diesen seltenen Genüssen. Es ist komisch: Die Leute hier sind ja abstinent, aber wenn es Bier gibt, sagt kein Mensch nein, alle finden es herrlich und betrachten es gar nicht als Alkohol. Nach dem Essen ließen wir wunderschöne Konzertplatten auf dem Grammophon laufen. Gerade als es Mitternacht war und die jungen Leute in der Stadt ihre Raketen abschossen, ging vor unserem Haus ein schreckliches musikalisches Getöse los. Ich sah nach, und wer war da? Eine Paraguayerfamilie, der Vater mit einem Haufen Kindern (die Mutter liegt gerade bei uns im Krankenhaus), mit Pferd und Wagen – »zu Reit«, wie man hier sagt – von weit, weit her gekommen. Sie wollten uns ein Neujahrsständchen bringen mit ein paar Gitarren und einem Trumm von Harfe, so ein Monstrum habe ich noch nie gesehen. Dazu sangen sie dann ihre Volkslieder. Diese Musik ist ganz interessant, wenn man sie zum ersten Mal hört, aber sie geht mit einem ohrenbetäubenden Lärm einher. Statt zu singen, schreien sie mit lauten, harten Stimmen, daß man an das Geheul erinnert wird, das die Indianer in unseren Anfangsjahren nachts anstimmten, wenn sie tanzten. Na ja, ich bat sie höflicherweise in den Garten, wo wir sie mit den Resten der Mahlzeit bewirteten, da sie ja so weit hergeritten waren. Dann spielten sie immer weiter, immer weiter. Man muß jeweils gewaltig applaudieren, was sie dann auch pflichtschuldigst als Zeichen zum Weitermachen auffassen. Das sind so die paraguayischen Höflichkeitsregeln. Nun wurde ich ins Krankenhaus gerufen, und die Musikanten kamen mit, um dort auch noch zu spielen, bis ich sagte, sie sollten jetzt aufhören. Die Töchter ließen sie bei uns zum Schlafen, der männliche Teil der Familie zog durch ganz Filadelfia und brachte vielerorts auch noch Ständchen.

Die restliche Nacht von 3 Uhr an konnten wir vor Hitze kaum schlafen, und morgens waren wir so zerschlagen, daß wir

nicht einmal in die Kirche gehen mochten. Ich machte meine Visite, und als ich zurückkam, war schon wieder das Haus voll mit den Musikanten und erdröhnte von dem Harfengetöse. Liebe Zeit! Ich hatte immer gemeint, eine Harfe klinge sanft und weich, aber da habe ich mich gründlich geirrt. So spielten sie bis Mittag, und ich ließ zur Abwechslung ein paar Jodler erklingen. Schließlich meinte Erika, wir müßten sie wohl zum Essen einladen. Aber wir hatten uns vorgenommen, ganz einfach und nur kalt zu essen, weil wir ja am Vorabend so großartig getafelt hatten. Zum guten Glück hatten wir vor Silvester von Patienten eine halbe Antilope bekommen, die hatte Erika schon gebraten und in den Eisschrank gestellt. Damit fütterten wir sie dann alle zehn ab, dazu Brot, saure Wassermelonen und Mixed Pickles, die einem ja immer in solchen Nöten helfen. Nach dem Essen belegten Vater und Töchter unsere sämtlichen Betten zur Siesta. Abends hatten sie kein Futter mehr für die Pferde, und da hier in Filadelfia nichts zu kriegen ist, brachen sie auf in ein Dorf. Aber die Mädchen sagten, bei uns gehe es ihnen so gut, daß sie noch nicht fort wollten, wir sollten doch ihren Papa bitten, daß er ihnen erlaube, dazubleiben. Papa ließ sich denn auch erweichen, und so hatten wir Einquartierung. Allerdings halfen sie beim Geschirrspülen, das muß zu ihrer Ehre gesagt sein.
Als dann noch Dr. Rakko zum Übernachten kam, um bei einer Operation am 2. Januar um 5 Uhr früh zu assistieren, reichten wieder einmal unsere Betten nicht aus, dabei haben wir fünf Gastbetten. Dr. Rakko und seine Frau sind ja notorische Langaufbleiber, und so saßen wir bis nach Mitternacht. Immer wieder wurde ich ins Krankenhaus zu einem Patienten gerufen, dem es sehr schlecht ging. Nachts um 3 Uhr starb er dann, und um 4.15 Uhr mußte ich schon aufstehen zur Operation. Die dauerte alles in allem drei Stunden, dann hatte ich Sprechstunde, und es schien wirklich, als ob alle Leute sich vorgenommen hätten, im neuen Jahr sofort zum Krankenhaus zu gehen, so voll war es. Bis 1 Uhr mittags arbeitete ich ohne Unterbrechung. Dabei die Hitze, die Hitze! Nachmit-

tags hatten wir Revision im Krankenhaus, und ich mußte die Bestandsaufnahme der Instrumente machen. Um 17 Uhr war die Beerdigung des Mannes, der in der Nacht gestorben war, draußen auf seinem Dorf. Mit einem Auto voll Schwestern fuhr ich hinaus und übte während der Fahrt noch schnell ein paar Lieder ein, denn wir stellen ja gewöhnlich den Begräbnis-Chor, hatten diesmal aber vor lauter Arbeit gar nicht üben können. Hier kann man wirklich sagen, daß man in allen Lebenslagen von der Wiege bis zur Bahre mitbeteiligt ist: Geburt im Krankenhaus, Unterricht der Kinder in der Oberschule, Pflege, wenn sie krank sind, und wenn sie sterben, müssen wir die Leiche und den Sarg herrichten, Erika macht die Kränze, und schließlich singen wir noch beim Begräbnis. Es fehlt nur noch, daß ich auch die Leichenpredigt halten müßte, aber das war bis jetzt noch nicht nötig; wenn es von etwas genug hier gibt, dann sind es Prediger.

Als ich nach Hause kam – so eine Beerdigung dauert hier immer gut zwei bis drei Stunden, da mindestens drei Prediger sprechen, und man steht in der Gluthitze ohne Kopfbedekkung –, nahm unsere Einquartierung endlich Abschied und fuhr mit den Instrumenten wieder nach Hause auf den Kamp. Da kann man auch sagen, daß das Ständchen ein Danaergeschenk war!

Nun hielt ich noch meine Abendvisite, und dann war mein Tagwerk getan, und ich legte mich reichlich müde in das wie elektrisch geheizte Bett. Aber nachts, o Wonne, regnete es, und alles atmete auf.

Fernheim, 4. 3. 1957

Liebe Eltern! Soeben, vor zwei Stunden, wurde unser kleiner Malte Wieland geboren, und zwar ganz ohne meine gütige Mithilfe. Der kleine Mann hat mir einen Strich durch die Rechnung gemacht. Ich wollte ja alle meine Kinder selbst fischen, und nun ist dieser allein geboren, während ich am Bett der Mutter saß und las. Vielleicht könnt Ihr Euch mein dummes Gesicht vorstellen, ich glaube, es war sehenswert. Aber auch Erika hat nicht schlecht gestaunt, als plötzlich alles vorüber war. Überschrift: »So blöd sind wir Mediziner!« Nun, Spaß beiseite, wir sind froh und von Herzen dankbar, daß wir ein gesundes Kind haben. Wenn man so viel mit Taubstummen und Wolfsrachen- und Hasenschartenkindern zu tun hat wie wir, weiß man das so recht zu schätzen.

Fernheim, 11. März 1957

Liebe Freunde! Drei Tage nach Maltes Geburt kam der Klimaapparat aus USA, also für Erika zu spät. Aber sie sagte: »Für dieses Mal zu spät, beim nächsten Mal dann ein klimatisiertes Baby!« Der Apparat funktioniert vorzüglich, heute habe ich das erste Mal im klimatisierten OP operiert, es war einfach herrlich. Dabei kriegten wir die Temperatur nicht unter 28 Grad. Es ist beinahe ein Witz, solch ein teures Gerät in unserer alten, von Termiten heimgesuchten Operationsbude! Aber der neue OP ist noch nicht fertig, und ich sehe nicht ein, warum der Apparat unbenutzt herumstehen soll. Im Winter können wir damit auch heizen, das ist fein. O wie herrlich sind doch die technischen Errungenschaften!

Unser OP-Neubau geht seiner Vollendung entgegen, jetzt werden Wasser- und Stromleitungen gelegt, alles unter Verputz. Wie es von außen aussieht, ist mir einerlei, solange innen alles einwandfrei ist. Wir haben jetzt eine Fliesenfabrik hier, so daß wir sogar Böden und Wände mit hellgrünen Fliesen und Kacheln auslegen können. Da OP und Kreißsaal nebeneinander liegen, kann ich den Waschraum, den Narkoseapparat, das Sauerstoffgerät, die OP-Lampe und den Saugapparat sowie das Klimagerät für beide benutzen. Anschließend kommt das Babyzimmer, dann zwei 3-Betten-Zimmer für Wöchnerinnen, so daß die in einem ganz »sterilen« Haus untergebracht sind und keinerlei Infektionsgefahr mehr besteht. Auf der anderen Seite des OP ist das Wachzimmer für die Frischoperierten, auch klimatisiert und mit Sauerstoffgerät zur Hand. Es ist wirklich ein ausgeklügelter Plan, ich habe ihn von amerikanischen Experten für tropische Krankenhäuser ausarbeiten lassen, und es hat nicht einmal etwas gekostet. Das ganze Gebäude kommt etwa auf 3000 Dollar – ohne die Arbeit, die von den Siedlern freiwillig und umsonst getan wird –, die habe ich alle durch meine Artikelschreiberei in USA und Kanada zusammengebracht. Das war ein schöner Erfolg, den ich nicht erwartet hatte. Als Journalist könnte ich mir also leichter mein Brot verdienen denn als Arzt!

Gestern hatten wir Schwesterneinsegnung. Es war wieder ein sehr schöner Tag: morgens Festgottesdienst, der zwei Stunden dauerte, dann gemeinsames Mittagessen mit den auswärtigen Gästen aus den Kolonien Menno und Neuland, nach der Mittagsruhe gemeinsames Kaffeetrinken und Abendessen mit allen Schwesterneltern und abends bei uns im Garten ein Fest mit Aufführungen und Liedersingen und Eiskrem. Es waren 150 bis 170 Personen. Erika ließ es sich nicht nehmen, schon in die Kirche zu gehen, obwohl es erst der sechste Tag war. Die Mennonitenfrauen gratulierten ihr und sagten, es sei ein alter Mennonitenbrauch, daß der erste Gang einer Frau nach dem Wochenbett der Gottesdienstbesuch sei.

Fünf der sieben eingesegneten Schwestern verlassen uns gleich und gehen in ihre Heimatkolonien zurück oder studieren weiter; eine will ich in Asunción zur Laborantin ausbilden lassen. Nun habe ich wieder vier angenommen. Leider können wir nicht mehr beschäftigen als zwanzig, und so muß ich immer vielen Bewerberinnen absagen, während es anderswo auf der Welt so sehr an Schwestern mangelt. Schade.

Unter unseren Indianerkindern ist eine Art Lungenentzündungs-Epidemie ausgebrochen. Gott sei Dank haben wir bis jetzt fast alle durchgebracht. Es ist für mich immer wieder überwältigend, wie sehr diese Wilden sich in den paar Jahren verändert haben. Früher waren die Mütter finster und mißtrausch und ließen sich durch nichts bewegen, ihre Kinder allein im Krankenhaus zu lassen, jetzt geben sie sie vertrauensvoll und freundlich blickend ab, kommen drei- bis viermal am

Tag zum Stillen und singen dabei »Gott ist die Liebe« oder »Laßt die Herzen immer fröhlich und mit Dank erfüllet sein«. Ja, sogar ein Dankeschön hört man jetzt bisweilen, wenn sie ihre Kinder gesund nach Hause nehmen. Stirbt eines, dann weinen sie, was früher nie geschah, da sie ja die überzähligen Kinder sowieso selbst umbrachten, und nun zeigen sie mit dem Finger zum Himmel und sagen auf Plattdeutsch: »Kliene bi Jesuchristo gone, do bove seia schmock« (»Das Kleine ist zu Jesus Christus gegangen, dort oben ist es schön«). Oft muß ich auch staunen, welch hübsche Kleider sie sich nähen, wo sie früher nur mit dem Lendenschurz gingen, verlaust und dreckig.

Im Januar war ich zu einer Jugendfreizeit nach Ostparaguay eingeladen, um sechs Referate von je einer Stunde zu halten. Es waren 60 Jungen und Mädchen zwischen 18 und 22 Jahren, und sie taten mir leid, daß sie so viel anhören sollten. Aber sie gingen sehr aktiv und interessiert mit, und ich merkte nun, weshalb man mich geholt hatte. Jene Jugend kommt kaum je in eine Kirche, und ich hatte Gelegenheit, bei meinen Vorträgen zu sagen, was in meinem eigenen Leben die treibende Kraft ist und daß es erst Sinn und Ziel bekommen hat, seit ich mich entschlossen habe, Christus nachzufolgen und Gott zu dienen. Die Veranstalter hatten sich das von mir erhofft, wenn auch nicht eigens erwähnt. Natürlich hatten wir noch reichlich Zeit und Gelegenheit für Spiel und Sport und allerlei Jux. Außerdem konnten wir uns in dem mächtigen Paraguaystrom wälzen, der dort, 2000 km vor der Mündung, noch 2 km breit ist. Wir ruderten etliche Kilometer flußaufwärts, sprangen vom Boot und schwammen herunter, und ich merkte erst, welch ein Verzicht es für eine Wasserratte wie mich ist, in dieser wasserlosen Halbwüste zu leben. Etliche der jungen Männer waren gute Schwimmer und hielten mit mir mit, andere begleiteten uns mit dem Kahn, und wir hatten viel Spaß. Keiner wurde von den berüchtigten Piranhas gebissen.

In der Nähe des Lagerplatzes, 20 km landeinwärts, ist ein

deutsches Krankenhaus, dessen Arzt mich gebeten hatte, bei ihm einige Augenpatienten zu verarzten. So fuhr ich an einem Nachmittag mit dem Fuhrwerk dort hinein, vier Stunden in der glühenden Sonnenhitze. Von 16 bis 22 Uhr untersuchte ich 31 Patienten und operierte sieben Fälle, alles Augen!
Demnächst möchte ich für unsere Chacojugend auch eine Jugendfreizeit am Paraguayfluß bei Puerto Casado organisieren. Ich habe an den reichen Señor Casado geschrieben, der mir damals die Eisenbahnschienen geschenkt hat, ob er uns einen Lagerplatz zur Verfügung stellen und uns die Reise mit seiner Schmalspurbahn umsonst machen lassen würde, und er hat zugesagt. Unsere Jugend freut sich schon sehr, ist sie doch noch nie aus dem Busch herausgekommen.
Ende März wollen wir mit den Schwestern eine Reise zu den Iguazú-Wasserfällen machen, die im Länderdreieck Brasilien-Argentinien-Paraguay liegen und ein herrliches Naturschauspiel bieten sollen.

Fernheim, 25. August 1957

Liebe Freunde! Wieder ist seit meinem letzten Brief fast ein halbes Jahr vergangen, ein halbes Jahr reich an Erleben, an Erfahrungen, an Arbeit, an Schönem und Schwerem, so wie es eben das Leben im Wechsel mit sich bringt.
Bald nach meinem letzten Brief stieg die geplante Reise mit den Schwestern zu den Iguazú-Fällen in Brasilien, die fast ebenso wie unsere Bolivienreise vor zwei Jahren ein großartiges, schwer zu beschreibendes Erlebnis war. Von hier bis Asunción flogen wir in einem Sonderflugzeug des Landespräsidenten, das er uns liebenswürdigerweise unentgeltlich zur Verfügung stellte. Dann nahmen wir einen großen Lkw und machten eine richtige Forschungsreise durch den Urwald auf einer Straße, die erst im Bau befindlich ist und auf der vor uns noch niemand gefahren war. Es war herrlich, lieblich, gewaltig, düster, manchmal auch gefährlich, alles in bunter Folge, und wir schmetterten immer die passenden Volkslieder dazu.

Den Paraná-Strom, der die Grenze zwischen Brasilien, Argentinien und Paraguay bildet und an jener Stelle 180 m tief und voller Strudel und Sauglöcher ist, überquerten wir in ganz kleinen Bootchen bei Nacht, die Gefahr, in der wir uns befanden, nicht ahnend. Unsere Schwestern in ihrer hübschen blauen Tracht wurden in Brasilien auf der Polizei tüchtig angestaunt wegen ihrer blonden Haare und blauen Augen, die in merkwürdigem Kontrast standen zu den Mulattengesichtern der brasilianischen Polizisten.
Die Iguazú-Fälle sollen noch größer sein als die Niagarafälle, und das allein will schon etwas heißen; ob es stimmt, weiß ich nicht. Aber das Schönste daran ist, daß sie noch ganz und gar unberührt vom Fremdenverkehr in der herrlichsten, üppigsten, grünsten Tropenurwaldwildnis liegen. Nichts von Asphaltstraßen, Ansichtskartenhäuschen und bengalischer Beleuchtung oder gar Seilbahnen und Andenkenkitsch, nur Natur, gewaltige, majestätische Natur. Wir saßen unter dem donnernden Tosen und Brausen, und ein schauerndes Ahnen von der Größe Gottes erfaßte uns. Darein mischte sich bald ein Bedauern, daß diese enormen Wassermassen seit Jahrtausenden tagaus, tagein ungenützt davonfließen und wir in unserer grünen Hölle nicht das kleinste Strählchen davon haben.
Nach zehn Tagen langten wir wohlbehalten zu Hause an und hatten mit Flugzeug und Lkw etwa 2000 km zurückgelegt.
Nach unserer Heimkehr erwartete uns viel Arbeit. Mit unserer alljährlichen Gesundheitsbesichtigung waren wir spät dran und kamen so in die Regenzeit, was manchmal recht unangenehm war. Diese Gesundheitsbesichtigungen machen viel Mühe, aber ich habe dabei das Gefühl, eine wichtigere Arbeit zu tun als mit all meinen Behandlungen und Operationen hier im Krankenhaus. Mit mir fahren gewöhnlich eine Laborschwester, eine Schwester zum Impfen und eine zum Führen der Listen, außerdem nehme ich meist noch einen Fahrer mit, damit wir mehr Leute zum Schieben sind, wenn wir steckenbleiben. Zwar haben wir jetzt zwischen den ein-

zelnen Kolonien breite, neue »Hochwege«, auf denen man ganz gut fahren kann. Ihr Zustand ist aber noch so, daß bei uns in Deutschland eine Tafel angebracht würde: »Vorsicht, schlechte Wegstrecke« oder »Achtung, Schlaglöcher!« Die meisten Wege zwischen den Dörfern sind noch einfache Urwaldschneisen, ursprünglich Trampelpfade der Indianer mit unzähligen Windungen durch den Busch. Da es hier nirgends ein Gefälle gibt, wohin das Wasser abfließen kann, sind diese Pfade nach jedem Regen in grundlose Sümpfe verwandelt, in denen man die Stubben der gerodeten Bäume und Büsche nicht sehen kann, so daß man unversehens festsitzt. Dann ziehen die Schwestern und ich Schuhe und Strümpfe aus und waten hinein in den Schlamm, um zu schieben, während der Fahrer sein Möglichstes versucht, mit dem Motor nachzuhelfen, falls der nicht abgesoffen ist. Wenn man gar nicht flottkommt, heißt es, zu Fuß bis zum nächsten Dorf – meist einige Kilometer – stapfen und Pferde zum Abschleppen holen.
Sind wir im Dorf angelangt, so hat meist schon die »Glocke« in Gestalt einer alten Autofelge und eines Eisenschlegels die Bewohner, groß und klein, in der Schule versammelt. Die Schulkinder freuen sich, daß die Schule ausfällt, wie wir früher auch. Nun kommen die Eltern nach vorn und geben die Namen an, meist sind es zehn, zwölf oder mehr Kinder, wie die Orgelpfeifen, alle flachsblond und blauäugig. Während ich die Augenlider umstülpe und auf Trachom untersuche, macht die Laborschwester Hämoglobintests oder nimmt Blut ab für die Untersuchung auf Malaria, wobei sie die Objektträger schnell unter ein Drahtkörbchen stellen muß, sonst fressen die Fliegen das ganze Blut im Nu weg. Die andere Schwester impft derweilen gegen Pocken, Diphtherie oder Typhus, je nachdem. Unterdessen erzähle ich den Leuten etwas über Malaria- und Hakenwurmprophylaxe, und schließlich werden die Arzneien für Trachom und Blutarmut ausgegeben. Zur Malariakur müssen sie ins Krankenhaus kommen. Auch Augentropfen gibt es für die vielen Entzündungen, eine Folge von winzig kleinen Fliegen, gegen die man

schwer ankommt. Während dann die Schwestern die Spritzen auskochen und den ganzen Kram zusammenpacken, telefoniert der Schulze schon ins nächste Dorf und kündigt uns an, so daß wir nirgends lange zu warten brauchen. Auf diese Weise beschicken wir viel an einem Tag. Wenn wir jeweils wieder in unseren Jeep klettern, haben die Bauern alles vollgestopft mit Melonen und anderem Obst, auch Würsten und sonstigen Eßwaren, so daß wir unterwegs gut versorgt sind.

Da ich alle Menschen ohne Ausnahme kenne – meist nicht nur aus-, sondern auch inwendig, wenn ich sie schon operiert habe –, ist dieser alljährliche Besuch ein frohes Wiedersehen, bei dem ich mich gleichzeitig überzeugen kann, ob meine Bemühungen von dauerhaftem Erfolg waren oder nicht. Schön ist es, wenn man hört: »Oh, mir geht's jetzt gut!«

Abends bei Dunkelheit kommen wir dann müde, staubig und dreckbespritzt heim, falls der Jeep durchgehalten hat – wenn nicht, fährt uns eben ein Bauer mit dem Fuhrwerk nach Hause. An einem Tag legen wir an die hundert Kilometer zurück und untersuchen mehrere hundert Leute. Aber es lohnt sich. Als ich vor fast sieben Jahren herkam, hatten wir etwa 70 % Trachom, jetzt 3–5 %, 50 % Malaria, jetzt 0,5 %, 60 % Hakenwurm, jetzt noch 18–20 %. Dieser abscheuliche Parasit ist unser größtes Problem.

Übrigens ist es interessant, daß zu diesen Gesundheitsbesichtigungen nicht nur die Mennoniten kommen. Auch die Indianer strömen von weit und breit herbei und wollen ebenfalls geimpft sein. Weh mir, wenn ich sie wegen Hautgeschwüren oder anderem nicht gegen Pocken impfen will, dann sind sie schwer beleidigt und meinen, ich achte sie nicht so wert wie die Deutschen. Dieses Jahr war ich redlich froh, als ich endlich durch war; es geht in der Trockenzeit so viel besser.

Kaum war diese Kampagne beendet, als der Arzt unserer Nachbarkolonie auf Urlaub fuhr, ohne einen Vertreter zu haben. So mußte ich die beiden Kolonien wochenlang allein versorgen, was nicht immer ganz leicht war. Einmal hatte ich mit einem Missionar verabredet, daß wir hinaus in den Busch zu einem bis jetzt noch nicht erfaßten Indianerstamm, den Toba, fahren und die medizinische Arbeit dort aufnehmen wollten, weil jener Stamm so sehr mit Tb verseucht ist. An einem Samstag frühmorgens fuhren wir los, 75 km bis zu der Missionsstation, auf der eine Schwester ganz allein arbeitet. Ich hatte die Laborschwester mit Mikroskop und etlichen Utensilien dabei, und wir waren den ganzen Tag bis Sonnenuntergang beschäftigt, denn es waren sehr viele Toba gekommen. Auf dem Rückweg – es war schon Nacht – kamen wir an dem Nachbarkrankenhaus vorbei, dessen Arzt auf Urlaub war, und ich dachte mir, schaust mal schnell hinein, ob es was für dich zu tun gibt. Richtig, ein Schwerkranker mit Bauchfellentzündung war eingeliefert worden, und ich sah, daß nur eine sofortige Operation ihn retten konnte. So schickte ich den Missionar mit der Laborschwester heim und machte mich mit dem dortigen Personal an die Arbeit. Eine solche Menge Eiter wie in jenem Bauch habe ich in meiner ganzen Berufspraxis noch nicht gesehen! Als ich fertig war, mußte ich sofort nach Hause, denn inzwischen hatten meine Schwestern telefoniert, daß bei uns ein Patient mit ähnlichem Befund eingeliefert worden sei. So fuhr ich gleich los, brauchte aber des schlechten Weges halber zweieinhalb Stunden für 25 km. Hier stellte ich dann fest, daß wir mit der Operation wohl noch etwas warten konnten, denn nachts ohne elektrisches Licht, nur mit Taschenlampe operieren geht gar nicht gut. Erika machte mir ein paar Brote fertig, und ich fuhr schnell wieder ab, da mir jener frischoperierte Schwerkranke keine Ruhe ließ. Dort landete ich gegen 2 Uhr nachts, und bis ich noch meine Anordnungen gegeben und gebadet hatte – ich war von der Schlammfahrt völlig verdreckt –, war es 3 Uhr. Ich haute mich ein wenig aufs Ohr, doch früh um 6 Uhr klingelte das Telefon, meine Schwestern sagten, ich solle unverzüglich kommen, dem Patienten gehe es schlechter. Es war dann tatsächlich der gleiche Fall, und als ich fertig war – nun doch mit Taschenlampe, da es bei uns sonntags keinen Strom gibt –, war es gerade Zeit zum Mittagessen. Danach hatte ich auf einer Jugendfreizeit einen Vortrag zu halten; das war schon lange geplant gewesen, und so konnte ich nicht absagen. Da hieß es wie beim Kommiß: »Los, los, keine Müdigkeit vorschützen!« Den Rest des Sonntags bis zum anderen Morgen habe ich verschlafen. Überschrift: »Zweimal 24 Stunden aus dem Leben eines Buschdoktors«. In den folgenden Wochen mußte ich der Schwerkranken wegen immerzu zwischen den beiden Krankenhäusern hin- und herfahren. Aber sie sind durchgekommen, und so hat sich der Einsatz gelohnt.

Kaum war der Arzt zurück, fuhr der Arzt der anderen Nachbarkolonie in Urlaub. Zwar war für ihn ein Vertreter aus Kanada angesagt, aber der kam einen Monat zu spät, so daß ich dasselbe Vergnügen, zwei Krankenhäuser zu bedienen, noch einmal auskosten konnte. Inzwischen war es aber Winter geworden mit Temperaturen bis minus sieben Grad, und der Südsturm pfiff eisig daher mit ganzen Wolken von Staub, so daß ich beim Fahren fast nichts sehen konnte. Bei der Ankunft war ich dann zu einer unkenntlichen Masse verkrustet und mußte erst einmal gründlich baden, ehe ich mit der Arbeit beginnen konnte. Die Leute lachten, wenn ich mich aus meinen Hüllen schälte: Baskenmütze, darunter die Zipfelmütze bis über die Ohren gezogen, dicker Schal, Schafspelz, Windjacke, Strickjacke, Pullover, Flanellhemd, Wollflanellhose, darunter zwei Paar Unterhosen und zwei Paar Strümpfe und außerdem gestrickte Handschuhe. So etwa nennt sich nun Tropen! Morgens hier Sprechstunde, nachmittags dort Operation und umgekehrt, dazwischen immer 70 km Fahrt auf löchrigen Wegen, allein im Jeep, der so ratterte und klapperte, daß ich fast eine Gehirnerschütterung bekam. Hier hatte ich einen Patienten mit perforiertem Magen liegen, dort einen mit perforiertem Blinddarm, so daß ich mich am liebsten in zwei Hälften geteilt hätte, um überall zu sein. Zum Glück gibt es in der kalten Zeit nicht so viele Patienten, sonst hätte ich es wohl kaum schaffen können. Ich bin hier nach

einigen Jahren furchtbar empfindlich gegen Kälte geworden und kann sie sehr schlecht vertragen. Wenn ich dann auf die Hundekälte schimpfte, während Ihr daheim die schönste Hitzewelle hattet, rief Erika: »Hör bloß auf, du weißt doch, daß nach der Kälte die Sandsturmperiode kommt, und die ist ja schrecklicher als alles andere!« Und richtig, sie kam nur zu bald. Jetzt haben wir echtes Chaco-Winterwetter, und diese reizende Gegend macht ihrem Namen »Grüne Hölle« alle Ehre. Seit zwei Jahren hatten wir immerfort Wasser, aber jetzt sind unsere Zisternen leer. Vor Wochen bin ich hinuntergestiegen und habe die toten Frösche und Schlangen samt dem Schlamm ausgeräumt und alles mit kochendem Wasser ausgewaschen und desinfiziert, und nun warten wir sehnsüchtig auf Regen, der nicht kommen will.
In dieser Zeit sind immer sehr viele Menschen krank. Das Krankenhaus ist bis auf den letzten Platz besetzt, so daß wir oft noch die Bettenkammern und alle Nebenräume als Patientenzimmer herrichten müssen. Auch Operationen gibt es viele – allein letzte Woche zehn –, und das ist besonders schlimm, weil die Operierten bei dem trockenen heißen Wetter den Eingriff kreislaufmäßig so schwer überstehen. Da heißt es dann Tag und Nacht Infusionen machen, nasse Tücher im Zimmer aufhängen und immerzu laufen, um überall nach dem Rechten zu sehen. Dabei macht einen das Wetter so müde. Zum Glück ist unser Neubau jetzt fertig und kann bald bezogen werden. Dann haben wir Platz und können 70 Patienten unterbringen. Eine unschätzbare Hilfe ist mir der Klimaapparat im OP, und ich denke voll Dankbarkeit an die unbekannten Spender in USA. Nun brauche ich beim Operieren wenigstens nicht mehr zu schwitzen.
Wenn wir so viel operieren, machen wir die leichteren Operationen meist unter örtlicher Betäubung, und da ist es schon zur Gewohnheit geworden, daß wir die ganze Zeit über singen, auch der Patient, falls er die Nerven dazu hat. Einmal mußte ich einen Schmied von 30 Jahren am Blinddarm operieren. Er ist im Nebenberuf noch Metzger. Dieser vierschrö-

tige Mann, Vater von sechs Kindern und außerdem Sonntagsschullehrer, wünschte sich das Lied »O Gott, mein Gott, so wie ich dich in deinem Worte find', so bist du recht ein Gott für mich, dein armes, schwaches Kind!« Das hat mir einen großen Eindruck gemacht. Er sang alle Verse als Tenor laut und kräftig mit und behauptete hinterher, es habe ihm gar nichts weh getan. Es kommt wirklich nicht darauf an, *was* man ist, sondern *wie* man ist.

Ab und zu haben wir auch noch andere Aufgaben, die uns von der immerwährenden Sorge um kranke Menschen ein wenig ablenken. Wir haben zwei rührige Jugendleiter, die allerlei Freizeiten für Jugendliche und jungverheiratete Eheleute veranstalten, da müssen wir meistens herhalten und mit Vorträgen auftreten. Ich tue es gerne, Erika weniger. Sie sagte unvorsichtigerweise zu einem der Jugendleiter, da würde sie noch lieber Kochschule halten, und der ging gleich hin und meldete es dem Oberschulzen – mit dem Erfolg, daß sie nun wirklich eine Kochschule macht! Ein Witz.

Warum ich über diese Nebenarbeiten froh bin, hat seinen bestimmten Grund. Ich dachte viele Jahre lang, es genüge, ein Christ der Tat zu sein, und wollte mich bemühen, hierin meine Pflicht so gut wie möglich zu erfüllen. Aber ich habe einsehen müssen, daß das nicht zureicht. Die uns anvertrauten Menschen, Weiße, Indianer, Mestizen, wollen nicht nur Taten sehen, sondern hungern danach, von uns zu hören, warum wir sie tun. Das wird mir immer klarer. Unlängst hatte ich ein wenig Grippe und legte mich am Sonntag zum Schwitzen ins Bett, weil ich da am besten Zeit habe. Da fragte einer der Patienten, ein 80jähriger Argentinier, die Schwester: »Kommt heute der Pastor nicht, um Andacht zu halten?« Und auf ihre erstaunte Frage, wen er meine, stellte sich heraus, daß er mich damit gemeint hatte, weil ich sonntags immer mit den Hiesigen Andacht halte. Die Schwestern und ich singen Chorlieder, dann lese ich ihnen aus der Bibel vor und bete mit ihnen. Dieser Alte war wegen eines riesigen Blasensteins 400 km weit zu Pferd aus Argentinien hergeritten, weil ihn dort niemand hatte operieren wollen, sei es des hohen Alters wegen oder weil er arm ist. Nun war er von seiner Plage befreit und sehr froh darüber, aber offenbar hatte ihm die sonntägliche Andacht einen noch größeren Eindruck gemacht, sonst hätte er mich doch nicht für einen Pastor gehalten. An der Enttäuschung des Alten und der anderen Patienten konnte ich sehen, wie sehr es diese Menschen nach geistlicher Nahrung verlangt. In Zukunft wird es mir leichter fallen, ihnen auf ihre Fragen zu antworten: »Die Liebe Christi dringet uns also ...« (2.Korinther 5,14)

Die Hiesigen sind für uns viel schwierigere Patienten als die Indianer. Sie dünken sich hoch über diesen stehend und sind doch im Grunde kaum zivilisiert. Ein indianischer Patient ist immer bescheiden und anspruchslos und dankbar, und wenn man einen, der schon Christ ist, im selben Zimmer mit seinen heidnischen Brüdern hat, übt er einen unglaublichen Einfluß auf diese aus. Wir können ja nicht viel verstehen, es sind zu viele indianische Sprachen, die man nicht alle lernen kann, und im großen und ganzen verständigen wir uns auf plattdeutsch mit ihnen. Aber wir haben unsere Choräle und Lieder in ihre Sprachen übersetzt, so daß wir ihnen vorsingen können, auch Teile der Evangelien, die wir ihnen vorlesen. Die Christen unter ihnen beten dann so herzbewegend, daß man, auch ohne ein Wort davon zu verstehen, den Geist herausspürt, der aus ihnen spricht. Und das macht auf die Wilden einen ungeheuren Eindruck. Nirgends sonst kann man so deutlich sehen, wie das echte Christentum die Menschen veredeln und glücklich machen kann.

Dies ist nun ein langer Schrieb geworden, und wie ich beim Überlesen merke, ist er weder lustig noch interessant, es ist immer nur von Arbeit die Rede. Doch ich hoffe, niemand wird auf die Idee kommen, ich wolle darüber jammern oder gar damit prahlen – ich habe einfach so hingeschrieben, was mir wichtig war. Im nächsten Jahr planen wir, nach Deutschland zu fahren. Die Vertretung ist sichergestellt, und finanziell hat sich ein günstiger Umstand ergeben mit der Einführung der freien Marktwirtschaft in Paraguay, wodurch unser Guaraní etwas im Kurs gestiegen ist. So werden wir wieder, obwohl die Familie größer ist als vor vier Jahren, mit 100 Kühen die Passage bezahlen können.

Fernheim, 1. 10. 1957

Liebe Eltern! Diese Woche habe ich eine kleine Reise gemacht. In der Militärgarnison Camacho, 110 km von hier, dem letzten bewohnten Platz vor der bolivianischen Grenze, die von dort noch etwa 200 km entfernt ist, war eine Feier zum Gedenken an den Sieg der Paraguayer über die Bolivianer vor 25 Jahren und das Ende des Chaco-Krieges zwischen Bolivien und Paraguay, der damals in den deutschen Zeitungen als »Krieg in der grünen Hölle« bezeichnet wurde. Diese Siegesfeier wird auch hier alljährlich abgehalten. Die Kolonie macht eine Ausstellung ihrer Produkte, Handwerksarbeiten und Gartenfrüchte, Handarbeiten, Koch- und Backkunst, um zu demonstrieren, was friedliche Arbeit in all den Jahren aus dieser so heiß umkämpften Halbwüste gemacht hat, an die alle Paraguayer, die hier gekämpft haben, nur mit Schaudern zurückdenken. Dieses Mal kamen wegen der 25 Jahre Diplomaten und Militärattachés aus allen möglichen Ländern, Brasilien, Argentinien, Uruguay, Bolivien, Chile, ja sogar USA, dazu Minister aus Paraguay und natürlich die gesamte paraguayische Generalität.

Samstags um 14 Uhr fuhren wir los und kamen um 20 Uhr dort an, da es geregnet hatte und der Weg durch den Busch teilweise sehr schlecht war. Ich logierte mich bei den befreundeten Patres ein, und nach dem Abendbrot half ich bis Mitternacht unserer Mathematik- und Handarbeitslehrerin beim Aufbau der Ausstellung.

Das öde Nest Camacho hat sich in letzter Zeit kolossal herausgemacht. Es ist ein neuer General als Kommandant und Gouverneur des Chaco-Territoriums dort, der sehr energisch ist. Die Straßen waren sauber und glatt, wenn auch nur aus

Erde, die Mäuerchen an den Gehsteigen, die Gartenzäune und alle Häuser waren frisch gekalkt und geweißt. So hatte der Ort einen sauberen Anstrich bekommen und lag nicht mehr so trostlos und verlassen in der Wildnis wie früher. Es ist dort noch viel trockener als hier, die Natur ist ungleich karger. Obst wächst so gut wie gar nicht, aber Gemüse, wenn es tüchtig gewässert wird.

Am Sonntagmorgen fand beim Siegesdenkmal eine Feldmesse statt, die der Bischof in großem Ornat zelebrierte, anschließend war Flaggenhissung unter Abspielen der Nationalhymne. Dann kam die Militärparade mit Blechmusik. Unzählige Indianer hatte man in Uniformen gesteckt, und die klopften nun, zur Hälfte mit Spaten, einen schneidigen Parademarsch. Die Patres machten vom »Bischofspalast« aus mit dem Plattenspieler über den Lautsprecher deutsche Militärmusik dazu, und so hörten wir längst verklungene Weisen, den »Badenweiler«, den Kärntner Liedermarsch, »Alte Kameraden« und andere. Aber auch eine forsche Indianerkapelle spielte flotte Melodien. Nicht zum Programm gehörte freilich, daß hinter den Paradeklopfern ihre sämtlichen halbnackten Frauen und Kinder herzogen. Einer der Patres verhütete ein Unglück, indem er sie schnell noch in einen Seitenweg lotste, ehe sie vor der Tribüne mit all den ausländischen Gästen vorbeidefilieren konnten. Es war zum Schießen!

Nun konnte man unsere Ausstellung und die der katholischen Missionare mit den indianischen Handwebereien und sonstigen Arbeiten besichtigen. Mittags war gemeinsames Essen aller Gäste unter einem Schattendach aus Palmstämmen und Schilfstroh. Dabei spielte die Militärkapelle, und es gab ein richtig paraguayisches Campesino-Essen: Fleischmaultaschen, kleine gewürzte Maiskuchen mit Zwiebeln und Speck, dann Asado, den unvermeidlichen Spießbraten, der hier unbedingt dabei sein muß. Er wurde an langen Spießen herumgereicht, und jeder mußte sich selbst ein Stück heruntersäbeln. Natürlich ist das Fleisch innen noch halb roh, und einer wie ich, der das nicht mag, ißt bloß die braune Kruste außen weg und läßt das andere liegen. In Paraguay muß überhaupt immer etwa die Hälfte von dem, was man sich genommen hat, auf dem Teller übrigbleiben, sonst gilt man als ungehobelt. Was auf diese Weise an Nahrungsmitteln umkommt, ist nicht zu beschreiben; dabei hungern viele Millionen Menschen auf der Welt. Es ist haarsträubend. Zu trinken gab es Bier, Whisky mit Eis, Selterswasser, Limonade, was man wollte; ich habe mal wieder zwei oder drei Glas Bier getrunken, nach langer Zeit hat es gut geschmeckt wegen seiner Bitterkeit. Wenn man immerzu Obstsaft trinkt wie wir, hat man ab und zu richtig Appetit auf etwas Bitteres.

Nun kamen die Tischreden der verschiedenen Minister und Attachés. Zuerst dachte ich: Welche Frechheit und Taktlosigkeit, den bolivianischen Gesandten auch zur Siegesfeier einzuladen! Aber dann sprach der paraguayische Verteidigungsminster und sagte, dies sei eigentlich nach 25 Jahren keine Siegesfeier mehr, sondern eine Gedenkfeier für die Gefallenen beider Nationen. Man habe sich inzwischen als Nachbarvölker besser kennengelernt, und diese und die zukünftigen Generationen sollten niemals mehr in solch einen Irrtum fallen und sich bekriegen, sondern gemeinsam zusammenwirken in friedlichem Handel und Tausch der Güter zum Besten ihrer Länder. Es sei eine Tragödie, daß so viel Blut für diesen Boden habe vergossen werden müssen. Dann umarmte er den Bolivianer, und dieser sprach in ähnlichem Sinne und sagte, er sehe mit Genugtuung, was die Paraguayer aus dieser verlassenen Zone gemacht hätten, und das viele Blut sei doch nicht umsonst vergossen worden, wenn diese umkämpfte Erde, wo früher nur wilde Tiere gehaust hätten, nunmehr Menschen Arbeit und Brot gebe.

Nun, natürlich weiß man nicht, was echt und was geheuchelt war, aber immerhin war es doch schön ausgedrückt, und ich dachte bei mir, wenn das nur die allgemeine Meinung auf der Welt auch unter den großen Völkern wäre, wieviel besser wäre das doch, als immer nur zu rüsten, damit

»kein neuer Krieg« kommt. Das hat mir jedenfalls an der ganzen Feier am besten gefallen.
Nachmittags fuhr ich mit dem Lkw der katholischen Mission hinaus auf deren Missionsstation. Dort ist ein neuer Pater, den ich noch nicht persönlich kannte. Er heißt Pater Seelwische, ist das nicht komisch? Die anderen Missionare nennen ihn immer »Seelenwichse«; die sind ja alle so ulkig und fröhlich. Manchmal kommt es mir vor, als ob sie bei irgendeiner Jugendbewegung wären, nur nicht im Kloster. Oh, es ist unglaublich, wie einfach, ja primitiv der Pater mit einem einzigen Bruder da haust. Ringsumher nur die Grashütten der Indianer, öder kahler Kaktusbusch, kein Baum, kein Strauch oder Blümchen, die das Auge erfreuen. »Welches Opfer!« dachte ich bei mir, »da kannst du dich aber wirklich einsalzen lassen, du mit deiner gepflegten Häuslichkeit, mit Eisschrank, Klavier und Plattenspieler, Radio, Klimaanlage, elektrischem Herd, hübschen Möbeln, gutem Geschirr und was noch alles!« Im Vergleich dazu leben wir hier wirklich wie im Paradies. Pater Seelwische ist als Soldat in Rußland so schwer verwundet worden, daß die Russen ihn für tot auf dem Schlachtfeld liegenließen. Kopfschuß, Lungenschuß, Bauchschuß und der rechte Daumen abgeschossen. Dann zogen sich die Russen zurück, die Deutschen kamen und fanden noch Leben in ihm und brachten ihn ins Lazarett, wo er nach vielen Monaten genas. Nach dem Krieg ging er ins Kloster und ließ sich nach seiner Priesterweihe hierher aussenden. Etwas Asketischeres und Öderes als dieses Leben kann man sich in der kühnsten Phantasie nicht ausmalen. Tagaus, tagein früh vor 5 Uhr aufstehen, Schule und Gottesdienst halten und all die Wirtschaftsarbeiten verrichten, die auf so einer großen Station nötig sind, zusammen mit dem Bruder, der aus Frankfurt stammt. Abends ist der Pater viel zu müde, um noch etwas Privates zu machen. Er hat ein Akkordeon mitgebracht, kommt aber gar nicht zum Spielen und will es einem Indianer schenken, der sehr musikalisch ist. Diesen habe ich auch gesehen. Man stelle sich vor: ein 31jähriger Indianer,

der einen in perfektem Deutsch – mit leichtem schwäbischem Zungenschlag – anspricht, gerade so, als sei er gestern aus Biberach gekommen! Er nimmt das Akkordeon und fängt an zu spielen: »Weißt du, wieviel Sternlein stehen«, »Am Brunnen vor dem Tore«, »Deutschland, Deutschland über alles«, »Tirol, Tirol, Tirol, du bist mein Heimatland«, »Horch, was kommt von draußen rein« und viele andere Lieder und singt auch noch den Text dazu! So etwas habe ich bis jetzt noch nicht erlebt. Er spricht genau so gut Spanisch wie Deutsch und dazu noch seine Indianersprache, die er mit dem Pater zusammen ausarbeitet, um eine Grammatik, ein Wörterbuch usw. zu erstellen. Nebenbei hält er Schule und sieht im übrigen so manierlich aus, wie nur irgendein Mensch aussehen kann. Es kommt daher, daß er geboren wurde, als gerade die ersten deutschen Patres in dieses Gebiet kamen, der jetzige Bischof als einer der ersten von ihnen. Damals konnten die Patres weder Spanisch noch indianische Sprachen, und so sprachen sie einstweilen mit den Indianern Deutsch, wobei dieser es perfekt gelernt hat. Heute sprechen die Missionare nicht mehr Deutsch mit den Indianern, aber die wenigen, die es können, sind ihnen eine große Hilfe beim Erlernen und Erforschen der Indianersprachen.
Mittlerweile war es Abend geworden, und ich fuhr wieder nach Camacho zurück. Dort fand im Offizierskasino ein großer Empfang mit Tanz und kaltem Büfett statt, doch ich verdrückte mich bald, denn wir wollten die Nacht durch fahren, damit ich am Montagmorgen zur Sprechstunde wieder daheim wäre. Aber leider gab es eine Panne noch vor der Abfahrt, und wir konnten erst am Montagnachmittag starten. So hatte ich genug Zeit, auch noch die neue Kirche – oder besser gesagt: Kathedrale, weil es eine Bischofskirche ist – anzusehen. Es ist ein wunderbar exakt aufgeführter Backsteinbau in romanischem Stil. 900 000 Backsteine sind darin vermauert, alle von einem einzigen Pater mit Hilfe von Indianern gebrannt, und der hat auch allein gemauert, sieben Jahre lang. Die Kerzenleuchter, Kreuzwegbilder usw. sind alle aus

Deutschland gespendet, meist von den Heimatgemeinden der einzelnen Patres. Der Bischof zeigte mir in der Sakristei ihre Meßgewänder und Altardecken, die mich allein schon ihrer handwerklichen Kunst wegen begeisterten: herrliche Stickereien und Goldwirkereien, Goldbrokat und Spitzen, wie ich noch nichts gesehen habe. Ein solches Gewand kostet 800 bis 1000 DM, und alle sind von den Geschwistern oder Eltern der Patres gestiftet. Es hat mich so gerührt, daß die Patres selbst derart einfach leben, daß aber in der Kirche nur das Allerkostbarste gut genug ist. Wenn man hinter die Kulissen blickt, kann man sehen, welch ein tiefer und schöner Sinn dahinter steckt, sich für die Anbetung Gottes aufs beste zu schmücken. Auch der Bischof selbst, ein richtiger Asket im Aussehen, hager wie Haut und Knochen, hat nur ein winziges Häuschen mit einer kleinen Küche, einem Schattendach und zwei Zimmern, eines zum Wohnen und eines als Hauskapelle, das ist alles. Aber beim Fest erschien er dann in all seinem Prunk und prachtvollen Gewändern, um seine Kirche zu repräsentieren.
Mich haben die Patres sehr nett aufgenommen und sich hundertmal entschuldigt, daß alles so einfach sei bei ihnen, sie seien eben schon halbe Wilde. Ich sagte, da sei nichts zu entschuldigen, eher zu bewundern wegen ihres asketischen Lebens. Sie meinten, aus Vergnügen lebten sie auch nicht so, sie hätten es ganz gern besser, aber es sei eben nie Geld da, und wenn Spendengeld komme, könnten sie es doch nicht für sich verwenden, denn die Gläubigen gäben es für die Mission und nicht, damit sich die Missionare ein bequemes Leben machen. Sie glaubten sich nicht berechtigt, davon etwas für sich zu nehmen. Das ist groß.
Auf der Heimreise ging es durch den grünen Busch. Es war richtig Frühling, und alles duftete herrlich frisch, das junge Buschlaub, winzig kleine Blättchen in einem ganz hellen, pastellfarbenen Grün, wunderbar. Die Algarroben, die hauptsächlichste Buschpflanze, blühten und dufteten nach Mimosen, ihre Blüten sehen auch ähnlich aus, nur kleiner. Dauernd

sprangen Rehe über den Weg, und unsere verrückten Jäger knallten immer lustig drauflos. Mit langen Sätzen verschwanden die Tiere im Busch, und dort waren sie sicher, denn man kann ja kaum ein paar Schritte weit eindringen, es ist alles dicht verfilzt mit Kakteen und Dorngestrüpp.
Abends um 8 Uhr waren wir zu Hause, und dann gab es ein großes Erzählen – Erika hatte nämlich am Sonntag mit den Schwestern einen Ausflug zu *unserer* Missionsstation gemacht.

Fernheim, 26. 12. 1957

Liebe Eltern! Von unseren Weihnachtstagen gibt es allerhand zu erzählen! Für die Krankenhausfeier zwei Tage vor dem Fest hatte Erika mit mehreren Kindern, auch unseren, ein Krippenspiel eingeübt, das sie selber zusammengestellt hatte. Die Kinder spielten »lebende Bilder«, die Schwestern waren singende Engel. Als Jesuskind hatten wir ein neugeborenes Indianerkind mit pechschwarzen Haaren. Der Christbaum war dieses Jahr ein Lebensbaum; der sieht schon tannenähnlicher aus als die Buschpflaume, die wir sonst immer verwendeten. Am Heiligen Abend war zuerst die Patienten-Weihnachtsfeier. Das Krankenhaus war voll mit Grippekranken, die meist nicht aufstehen konnten. Anschließend fuhren wir mit dem Auto in der Stadt herum und besuchten wie üblich unsere Alten und Bettlägerigen. Cornelius sagte ein Gedicht auf, und wir sangen zur Gitarre Weihnachtslieder. Die freuen sich immer so sehr und sagen, für sie sei erst richtig Weihnachten, wenn wir kämen. Oft sehen nicht einmal die eigenen Kinder nach ihnen. Als wir in der Dunkelheit heimkamen, waren schon die eingeladenen Alleinstehenden und Witwen eingetroffen, und mit unseren Taubstummen und einigen Patienten aus dem Nervenasyl waren wir dann eine recht gemischte und eigene Weihnachtsgesellschaft. Es ging ein frohes Schmausen los: gebratene Hühner, echter Kartoffelsalat, Gurkensalat (wir haben dieses Jahr unmenschlich viel Gur-

ken), Butterbrot mit Käse und echter deutscher Wurst aus Asunción (dort gibt es deutsche Metzger), dazu Bier und Eiswasser, je nach Wunsch. So waren wir eine fröhliche Gesellschaft unter dem schönen Sternenhimmel im Garten. Es war den ganzen Tag über furchtbar schwül gewesen und hatte dann abgekühlt, das haben wir besonders genossen. Dann hatten wir Bescherung, nachdem ich mit den Kindern gebetet hatte. Cornelius bekam, was er sich so brennend gewünscht hatte: Werkzeug, Hammer, Zange usw., ja sogar eine kleine Wasserwaage. Vom Institut für Auslandsbeziehungen hatten wir gerade zu Weihnachten eine große Sendung wunderschöner Bücher bekommen, da hatten wir also etwas zu schmökern. Die betreuen uns wirklich großartig und großzügig und schreiben immer wieder, sie hätten den Eindruck, ihre Sendungen seien nirgends auf der Welt so angebracht wie bei uns. Unsere Leihbücherei wird aber auch sehr stark frequentiert; sogar dem deutschen Legationsrat, der kürzlich zu Besuch hier war, hat sie imponiert. So bringen wir doch gute Literatur unter die Leute und steuern dem Illustriertenunwesen ein wenig. Außerdem haben wir eine Unmenge Post bekommen aus aller Welt und waren unentwegt mit Lesen beschäftigt. Es waren so schöne Briefe darunter, aber – wenn ich ans Antworten denke! Nicht nur die Zeit fehlt, nein, auch das Porto ist jetzt beinahe unerschwinglich geworden für solch eine ausgedehnte Korrespondenz.
Das war sozusagen der »gemütliche Teil« der Festzeit, denn heute kam schon am frühen Morgen ein kleines Flugzeug und brachte den Militärarzt aus Camacho samt einer Frau, die schon seit drei Tagen mit einer verschleppten Querlage in Wehen gelegen hatte. Als schließlich gar nichts ging, hatte er aus Asunción ein Flugzeug angefordert und sie hergebracht. Da der Pilot nicht warten wollte, konnte er mir nicht einmal helfen, sondern mußte gleich wieder fort. Wir holten den Narkotiseur und die OP-Schwester aus der Kirche und machten alles fertig zum Kaiserschnitt. Morgens hatte ich noch zu Erika gesagt: »Welch ein Glück, daß ich nichts zu operieren

habe!« Ich habe nämlich gerade eine der hier üblichen tropischen Augenentzündungen – übrigens zum ersten Mal in den sieben Jahren – und kann fast nichts sehen, ich habe immer so einen Nebel vor den Augen. Nun, mir blieb ja keine Wahl. Da es hier an Feiertagen auch keinen Strom gibt, konnten wir die Klimaanlage nicht einschalten und hatten auch kein Licht, und Taschenlampenbatterien gab es zufällig auch nicht, so machte ich mich auf allerlei gefaßt. Im OP herrschte eine Hitze von 40 Grad, meine assistierenden und instrumentierenden Schwestern wurden eine nach der anderen ohnmächtig und mußten hinausgebracht werden, schließlich blieb ich mit meinen entzündeten Augen und ohne Licht mit nur einer einzigen Schwester übrig, die sonst als die ungeschickteste gilt, aber heute brav durchgehalten hat. Die Operation war ziemlich dramatisch. Ich dachte schon, das Kind sei eine Mißgeburt, so verquer und vertrackt lag es da, ich habe noch nie so etwas erlebt. Aber es ist Gott sei Dank normal, und obwohl wir kaum Hoffnung hatten, gelang es unserer unermüdlichen Oberschwester, es mit heiß-kalten Wechselbädern, Massage und Spritzen zum Leben zu erwecken, und bald schrie es fröhlich in die Welt. Aber plötzlich kollabierte die Frau; ob die tolle Hitze oder die vorhergegangenen Strapazen oder der Blutverlust schuld war – wer weiß? Ich dachte: Nun ist alles umsonst gewesen! Aber mit Bluttransfusion, Venenspritzen, Herzmassage erholte sie sich, nach zehn Minuten war der Puls wieder da. Da hat Gott selbst eingegriffen, und die Freude war groß. Das war das schönste Weihnachtsgeschenk für uns! Wir brachten alles zu einem guten Ende, und am Schluß war ich ausgetrocknet wie eine Hutzel.

Eins steht fest: Wenn ich in Deutschland bin, muß ich auf irgendeine Weise zu einem eigenen Stromaggregat kommen, damit wir immer Licht haben, auch an den Sonn- und Feiertagen. Viele Besucher fanden es schon verrückt, daß wir der Sonntagsheiligung wegen keinen Strom haben. Aber erstens kann man nicht wegen unseren Zufälligkeiten die Riesendampfmaschine laufen lassen, die werktags die Industrieanlage und ganz Filadelfia mit Licht versorgt, und zweitens bin ich froh, daß wenigstens noch irgendwo auf der Welt der Feiertag geheiligt wird. Aber ein Aggregat muß her, soviel ist seit heute sicher!

1958

Fernheim, 3. 3. 1958

Liebe Freunde! Wir sind immer noch hier! Alles war so schön ausgeklügelt, aber abgesehen davon, daß die Ärztin aus Deutschland, die mich vertreten soll, erst später kommen kann, ist unser Wunsch nach zahlreicher Nachkommenschaft in ganz unerwarteter Weise erfüllt worden, und wir können erst fahren, wenn das »Vierte« da ist; das soll Mitte Mai sein. Wenn Erika dann noch einige Wochen Erholung zugebilligt werden sollen, wird es doch Ende Juni, bis wir den Heimaturlaub antreten können.
Zunächst einmal etwas von unseren Kindern. Cornelius hat jetzt die längste Zeit seine goldene Freiheit genossen, morgen ist sein erster Schultag. Er ist kolossal lang aufgeschossen und drahtig, braun wie ein Indianer, und nur seine hellen Haare unterscheiden ihn von einem solchen. Mit seinem Ponywägelchen voller Kinder kutschiert er tagelang im Busch herum; die Jungen schießen Tauben und andere eßbare Vögel mit dem »Spatzenschießle« und braten sie gleich an Ort und Stelle am offenen Feuer, trinken Wasser aus irgendeinem Regenpuddel und essen mitgenommene Wassermelonen riesigen Ausmaßes. Wenn sie dann abends staubig und voll von Erlebnissen heimkommen, geht es noch einmal an Schaukel und Rundlauf im Garten, und unter Jauchzen und Schreien nimmt der Tag sein Ende. Kein Wunder, daß da kein Speck ansetzen kann! Aber mich freut die goldene Freiheit für die Kinder – wo gibt es das noch? Kai jockelt immer und überall hinterher und wehe, wenn er nicht mitgenommen wird, dann

stimmt er ein frenetisches Gebrüll an. So wird er eben mit aufgeladen, und ab geht's im Schweinsgalopp. Die Leute wundern sich oft, daß wir keine Angst haben, aber schließlich müssen rechte Buben auch etwas riskieren. Man kann sie doch nicht in Watte packen. Für Kai haben wir jetzt ein zweites Pony, und mit seinen zweieinviertel Jahren reitet er schon tapfer mit. Die beiden Ponys sind ganz zahm. Kai ist ein Urbild von strotzender Gesundheit, weißblond und rotbraun, und eine Stimme! Zum Angstkriegen. Malte scheint überm Berg zu sein; er kränkelte lange, aber seit Neujahr hat er es überwunden und sieht jetzt auch ganz stramm aus. Nur ist er blaß, obwohl er Tag und Nacht im Freien steht.
Im Januar und Februar hatten wir einen so heißen Sommer wie noch nie, seit wir hier sind. Acht Wochen keinen Regen und eine Dauertemperatur von 43, 44 Grad. Wir saßen noch um Mitternacht im Garten und wischten Schweiß. Im Haus konnte man überhaupt nicht schlafen, und so verlegten wir das Familienschlafzimmer in den Garten, der mit seinen braun verbrannten Pflanzen recht trostlos aussah. Erika ertrug in diesem Jahr trotz ihres Zustandes die Hitze viel besser als ich, da war ich froh.
Zu meiner großen Freude bin ich durch Zufall an einen Webstuhl gekommen und kann nun in meiner freien Zeit meiner alten Leidenschaft frönen. Zuerst habe ich einen dicken Schafwollteppich für unsere Halle gewebt, und jetzt mache ich einen 25 m langen Läufer für die Kirche. Ich kann gar nicht sagen, was für eine Entspannung es für mich bedeutet, nach der manchmal aufregenden Operationsarbeit am Webstuhl zu sitzen! Freilich hat nun die Schulzeit wieder begonnen, und so habe ich kaum noch Zeit für solche Steckenpferde, da ich ja während zehn Monaten des Jahres 20 Stunden Unterricht pro Woche habe.
In unserer Nähe hat man Erdöl entdeckt, und eine amerikanische Ölgesellschaft hat mit den Vorarbeiten begonnen. Bei uns ging gleich ein Rennen los: »Auf zur Ölkompanie!« Sie zahlt enorme Löhne, verlangt aber auch bei größter Hitze

täglich zwölf Stunden Arbeit und sonntags ebenfalls. Das wird für die Mennoniten hier umwälzende Veränderungen mit sich bringen. Da wir auch einen Hochweg von Asunción heraus bekommen und Filadelfia die Basis des ganzen Unternehmens sein soll, ist gar nicht abzusehen, wie sich die Zukunft gestalten wird. Die Jugend, die so weltfremd erzogen ist, muß unbedingt darauf vorbereitet werden.
Hoffentlich ist dies nun die letzte Epistel vor unserer Abreise, hoffentlich kommt nicht noch einmal etwas dazwischen!

Fernheim, 15. 5. 1958

Liebe Eltern! Endlich die freudige Nachricht: Wir haben heute nacht um 3.15 Uhr eine kleine Caroline Bettina bekommen! Mutter und Kind sind gesund, und wir alle sind glücklich. Es ist doch für unsere Buben schön, daß sie eine Schwester haben. Nur wir Eltern müssen uns erst an diesen Gedanken gewöhnen; wir dachten, bei uns könne es nur Jungen geben, und waren ganz darauf eingestellt, einen vierten zu bekommen.
Schon Ende April haben wir die Taubstummenarbeit abgeschlossen, denn Erika kommt nun mit dem Baby und den kleinen Kindern nicht mehr dazu, Schule zu halten. Es ist aller Ehren wert, daß sie so lange durchgehalten hat. So haben wir jetzt gerade sechs Jahre lang die Schule gehabt. Wir fragen uns immer wieder: Hat es einen Wert, daß wir uns so abgeschunden haben? Etliche Taubstumme sind mit ihren Familien nach Kanada ausgewandert und werden dort Englisch lernen müssen, etliche sind nach Hause gegangen, ehe sie etwas Rechtes konnten, und werden das bißchen auch wieder vergessen, etliche sind mit ihren Eltern nach Deutschland zurückgekehrt, und wir haben niemals gehört, ob sie dort weiter zur Schule gehen oder nicht. Wenn wir versuchen, ein Fazit zu ziehen, wird uns oft weh ums Herz. Aber ich sage dann: Gott weiß, daß wir unser Bestes versucht haben; ob etwas dabei herausgekommen ist oder nicht, liegt bei ihm.

Vor einiger Zeit war hier in Filadelfia Tauffest für die Chulupí-Indianer, das erste ihres Stammes. Schon zehn Jahre arbeitet der Missionar unter ihnen. Nicht, als ob sie sich erst jetzt zur Taufe gemeldet hätten, sie wollten schon lange; aber der Missionar meinte, er wolle zuwarten, ob sie es auch ernst meinen und nicht nur uns nachahmen wollen. Das ist vernünftig. Es war wirklich ein erhebendes Erlebnis, viele Tausende von Indianern, die von weit und breit gekommen waren, alle gewaschen und gekämmt und in sauberen, bunten Kleidern. Wer hätte das noch vor ein paar Jahren gedacht! Am meisten beeindruckten mich aber ihre glücklichen Gesichter. Wie ich da so saß, mußte ich bei mir denken: Wenn man doch nur ein paar davon nach Deutschland schicken könnte, damit sie vor den vielen ungläubigen oder lauen Menschen ihr Zeugnis ablegen! In ihrem Wilden-Stand haben sie ja keinen Gott noch Götzen, den sie anbeten; sie haben nur Angst: Angst vor den Geistern der Abgeschiedenen, Angst vor ihren eigenen dunklen Trieben, Angst vor ihren Nächsten, Angst vor den Weißen – kurz, ihr ganzes Leben ist von Angst überschattet, und man sieht kaum je einen lachen. Ist es bei uns daheim in der jetzigen Zeit nicht auch so ähnlich? Und nun sind sie so froh und glücklich, daß sie wissen: Es ist kein Grund zur Angst mehr vorhanden, es kann ihnen nichts passieren, als was Gott ihnen schickt. Ihr ganzes Leben richten sie danach ein, was Gottes Wort sagt. Nicht, daß sie alle Engel wären, aber der Gewinn, den sie vom Wort Gottes haben, ist unverkennbar. Da ist mir so richtig klar geworden, daß man sich nur selber betrügt, wenn man mit Skepsis an die Bibel herangeht. Wenn man wirklich einen Gewinn vom Bibellesen haben will, muß man es so machen wie sie: fragen, was man in der jeweiligen Lage tun soll. Es hat keinen Wert, dauernd zu schnüffeln, wo Widersprüche sind, oder aber zu spintisieren, was mit diesem oder jenem Satz in der Offenbarung gemeint sein könnte. Nein, wir sollten einfach das hinnehmen, was uns wirklich verständlich ist und einen Halt gibt. Hier könnte mancher den Glauben finden, der ihn daheim in keiner Evangelisation oder Kirche findet.

Es war ein schönes Bild: der klarblaue Himmel, das viele Wasser, das nach dem Regen zusammengelaufen war, und die frischgrünen Bäume, die vielen bunten Indianer und Mennoniten, die Taufe der schneeweiß angezogenen Braunen und ihre andächtigen Gesichter und der frische, derbe Gesang unserer Lieder, in ihre Sprachen übersetzt. Für mich war es ein großes Erlebnis, da ich doch auch mein Teil daran hatte mit meiner Arbeit. Sie kennen mich ja alle, und als ich mich mit Erika in ihre Mitte setzte, grüßten sie und nickten uns freundlich zu.

Fernheim, 30. 6. 1958

Liebe Eltern! Dies ist nun mein letzter Brief vor der Abreise, denn morgen gedenken wir zu fliegen! Wir fliegen alle zusammen nach Asunción, von dort fliege ich am 3. Juli nach Brasilien weiter, Erika und die Kinder samt Schwester Anna fahren am 4. Juli mit dem Flußdampfer nach Buenos Aires, wo sie sich am 10. Juli einschiffen werden. Ich werde mich am 12. Juli in Santos einschiffen und die Reise als Schiffsarzt machen. Wir rechnen, daß beide Schiffe Ende Juli in Hamburg sind, und wenn eins früher da ist, warten wir aufeinander, damit wir zusammen bei Euch ankommen.
200 Kühe habe ich für die Reise verkauft, bleiben mir noch beinahe 600 Kopf insgesamt mit Kälbern, die sich, während wir weg sind, wieder auf 700 vermehren. Das ist wie ein Heckpfennig im Märchen, nicht wahr?
Uns amüsiert es immer, wenn uns die Leute zu Carolines Geburt gratulieren und sagen: »Endlich das langersehnte, heiß erbetene Mädchen!« Dabei hatten wir keinerlei Wünsche in dieser Hinsicht, und wenn sie jetzt so unverschämt schreit, sage ich immer: »Na, na, du Langersehnte!« Unsere Buben waren als Babys sehr brav, aber die Kleine läßt Erika nicht zum Schlafen kommen. Sie ist bis jetzt ein recht kapriziöses Persönchen. Vielleicht gibt sich das auf der Seereise.
Wir hatten in den letzten Wochen ungeheuer viel Betrieb, alle

wollten sich noch schnell operieren lassen, denn meine Vertretung, die deutsche Ärztin, ist ja keine Chirurgin; sie ist als Nervenärztin gekommen. Oh, ich wünschte, die Reise läge schon hinter mir und ich säße daheim beim Kaffee! Wir freuen uns unbeschreiblich auf die Monate in Deutschland, auf Ausflüge und Wanderungen im Schwarzwald, auf die Fortbildungen und vor allem auf das Wiedersehen mit Euch allen.

1959

Fernheim, 5. 2. 1959

Liebe Freunde! Die lange und beschwerliche Reise liegt hinter uns: Wir sind »zu Hause« und stehen schon seit zwei Wochen wieder in der Arbeit.

An einem kalten, unfreundlichen Tag segelten wir in Amsterdam ab und kamen bald darauf in die berüchtigten Winterstürme hinein. Bis Vigo in Spanien waren wir entsetzlich seekrank. Schwester Anna, Cornelius und ich lagen platt und dachten nur noch ans Sterben. Die einzige, die trotz Seekrankheit durchhielt, war wie immer Erika, denn die drei Kleinen waren pumperlgesund und wollten natürlich gebadet, angezogen, gefüttert und unterhalten werden.

In Vigo nahmen wir etwa 600 Emigranten an Bord, und nun ging es in eine aalglatte See, die nicht den mindesten Anlaß zur Klage gab.

In Argentinien war bei unserer Ankunft Generalstreik, das ganze Leben der Siebenmillionenstadt Buenos Aires war lahmgelegt. Es herrschte gedrückte Stimmung, als wir um 21 Uhr in den Hafen einliefen. Da keine Schlepper kamen, mußte sich unser großes Schiff ganz allein an den Kai manövrieren, was eine große seemännische Kunst ist. Totenstille herrschte in der Riesenstadt, der Verkehr war erstorben. Zum Glück waren unsere Pastorsfreunde da, betreuten uns rührend und nahmen uns wie Geschwister auf.

Schwierig gestaltete sich die Abfertigung unseres Großgepäcks mit den vielen für das Krankenhaus gespendeten Gaben. Erika und die restliche Familie flogen nach drei Tagen heim, was mir eine große Beruhigung war. Ich mußte noch volle zehn Tage von früh bis abends mich mit dem Zoll herumschlagen und wie ein Löwe um die Herausgabe meines Gepäcks kämpfen. Schließlich hatte ich 25 von 27 Gepäckstücken und das Auto durch. Fehlten noch zwei: das Klavier für unsere Zentralschule und mein Siemens-Stromgerät! Die Klavierkiste fand sich in einem anderen Schuppen, aber auf meine Frage nach der Lichtmaschine antwortete man mir völlig unbefangen, das Schiff habe wegen des Streiks nicht ganz ausgeladen werden können und sei inzwischen in die Antarktis ausgelaufen! Das heißt mit anderen Worten: Das Stromaggregat, mein kostbarstes Stück, schwimmt am Südpol herum. Tropenfest ist es ja, wie mir zugesichert wurde, aber ist es auch südpolfest?
Mir blieb nun nichts übrig, als ebenfalls nach Hause zu fahren. Mit dem Flugzeug legt man die Strecke, für die der Flußdampfer fünf Tage braucht, in zweieinhalb Stunden zurück. So kam ich um die Mittagszeit in Asunción an. Dort herrschte eine unvorstellbare Hitze bei 95 % Luftfeuchtigkeit; man meinte, in ein Treibhaus geraten zu sein.
Endlich war die letzte Etappe der 16000 km langen Reise gekommen! Für den Flug hier heraus braucht man nur eineinhalb bis zwei Stunden, aber man muß um 5 Uhr früh auf dem Flugplatz sein und sitzt da noch etliche Stunden herum. Typisch Südamerika! Kein Wunder, daß Schwester Anna in Deutschland niemals begreifen konnte, woher die Bahnbeamten wußten, daß ein Zug auf die Minute genau in einer Stadt ankommen wird.
Es war gerade Sprechstundentag, und unterm Schattendach des Ambulanzgebäudes saßen die Patienten und warteten. Ich duschte nur schnell, zog meine weißen Klamotten an und machte mich sofort an die Arbeit – es war mir, als sei ich nie weggewesen.

Sonst fanden wir alles wunderbar verändert vor. Es hatte ausgiebig geregnet, und da zeigte die Chaco-Erde wieder einmal, wie reich sie ist. Der Garten ist nicht mehr wiederzuerkennen, so üppig grün und bunt ist er, die Bäume hängen voll Obst, unsere Hecke, so viele Jahre erfolglos gehegt und gepflegt, ist wie durch ein Zauberwort in die Höhe geschossen, mannshoch und ganz dicht, so daß sie um den teppichgleichen Rasen steht wie eine Wand und unser Garten hinter dem Haus wie eine große Stube wirkt. Wenn uns die Singvögel – ja, sogar die haben sich jetzt bei uns eingenistet! – um 5 Uhr mit ihrem Tirili wecken, fühlen wir uns in ein Försterhaus im Wald versetzt, so wunderbar dicht umgeben Paradiesbäume, Granatapfelhecken, Oleanderbüsche und Zitrusbäume das Haus und schimmern in allen Abstufungen von grün. Im rechten Winkel an unser altes Haus hat man uns ein neues mit zwei Zimmern, Einbauschränken, hübschem rotem Ziegeldach und hellgrünen Läden dazugebaut. Es schließt Hof und Garten harmonisch ab. Erika und ich sitzen oft auf einer Bank draußen und reiben uns die Augen: Ist dies wirklich noch unser alter, häßlicher, verachteter Chaco? Sind wir vor acht Jahren hier, an der nämlichen Stelle, gesessen, halb verzweifelnd vor dem öden Sandfleck, der einmal unser Garten werden sollte? Ja, wir haben es jetzt wirklich schön. Es hat zwar unendlich viel Schweiß gekostet, aber jetzt ist es geschafft: Man kann leben hier und nicht nur vegetieren.
Die Kinder genießen ihre wiedergewonnene Freiheit und schreien aus vollem Hals, als ob sie es herausfordern wollten, daß jemand sie zum Stillsein ermahnt. Aber das tut in diesem kinderreichen Land natürlich keiner, alle Leute sind nur froh, daß die Familie vollzählig wieder da ist. Cornelius und Kai sind gleich vom Flugplatz mit dem Ponywägele heimgefahren, das man ihnen eigens hingebracht hatte.
Es läßt sich denken, daß sich während unserer langen Abwesenheit viel Arbeit angesammelt hatte, und so machte ich mich ohne Verweilen daran: volle Sprechstunden, Operationen, Schwesternunterricht. Dann muß ich den Leuten hier

genauso viel von Deutschland erzählen wie denen daheim von hier. Da gerade Erdnußernte ist, können die müden Bauern abends nicht mehr die weiten Wege hereinfahren, und so fahre ich mit meinem klapprigen Jeep (der VW ist noch nicht da) abends hinaus auf die weit entfernten Dörfer und erzähle in der Schule jeweils drei oder vier Dorfgemeinschaften zusammen von Deutschland, von seinem unglaublichen Wiederaufstieg. Ihre Augen leuchten vor Begeisterung, und sie können nicht genug davon hören.

Wenn ich nun so allein durch den Busch und die offenen Savannen fahre, geht es mir ganz eigen. Die ungeheure Weite und Leere dieses Landes nimmt mich gefangen und hat etwas Berauschendes für mich nach der vollgepfropften Enge der deutschen Großstädte. Ich muß singen und jodeln, während ich durch Löcher, über Gräben und Stubben fahre. Unterwegs begegnen mir auf Fuhrwerken und Pferden die Bewohner dieses Landes: Deutsche, Hiesige und Indianer. In den Dörfern kommen die Menschen an den Gartenzaun gelaufen, winken, lachen und rufen mir fröhlich zu: »Willkommen zu Hause!«, »Bienvenido en el valle!«, »Wellkomm t'Hus« (so die Indianer in ihrem wunderlichen Plattdeutsch). Überall empfängt mich Liebe und Herzlichkeit. Eine alte Oma sagte: »Gott sei Dank, daß Ihr wieder da seid, Doktor, wir sind uns wie eine Herde Schafe ohne Hirten vorgekommen.«

Übrigens haben wir zur Zeit einen Kurs für Lehrer und sonstige geistig Interessierte. Durch Vermittlung der deutschen Botschaft hat das Goethe-Institut zwei Dozenten geschickt, und es nehmen Lehrer aus allen deutschen Kolonien auch jenseits des Flusses und aus Asunción daran teil. Moderne Literatur, zum Teil mit Sprechplatten (zum Beispiel »Felix Krull« von Thomas Mann), neue und klassische Musik und allerlei neue Pädagogik und Methodik stehen auf dem Plan, kurzum: es ist anregend und erfrischend. Man sieht, es wird etwas geboten und alles ist im Entwickeln begriffen. Wenn ich mir vorstelle, vor acht Jahren hätte hier einer »Felix Krull« und solche Sachen vorlesen wollen – undenkbar!

Ich will nun nicht den Eindruck erwecken, als ob alles herrlich und wunderbar sei. Es gibt auch Probleme zu lösen, doch ich sage mir immer wieder: Wo auf Erden gibt es einen Platz, auf dem alles einwandfrei ist? Da müssen wir schon auf den Himmel warten. Und von dort kommt uns ja auch die Kraft, die Schwierigkeiten des Alltags zu meistern. Gott sei Dank, daß er zu jeder Stunde für uns da ist, wenn wir ihn brauchen und anrufen. Diese Erfahrung habe ich schon unzählige Male gemacht.

Fernheim, im August 1959

Liebe Freunde! Die herrlich grüne Natur hat sich leider allzu bald wieder verwandelt. Die Trockenzeit setzte schon im April ein, die Sandstürme auch, und es sind nun schon fast vier Monate, daß es kaum geregnet hat. Das Wasser muß aus dem Busch geholt werden; für ein Faß braucht der Wasserholer vier bis fünf Stunden. Überall knirscht der Sand, und das ewige Heulen und Pfeifen des Sturmes ist die Begleitmusik zu allem, was man tut.
Als ich meinen VW hier hatte, richtete ich mich so ein, daß ich meine freien Samstage ganz den Indianern widme. Früher behandelte ich nur die Indianer, die zu uns ins Krankenhaus kamen; jetzt fahre ich hinaus in den Busch und untersuche sie draußen. Meine weiteste Station ist 80 km von hier. Damit ich mit dem VW überhaupt dahin fahren kann, haben die Indianer eine Schneise durch den Busch gehauen und die Stumpen gerodet. So kann ich, wenn alles gut geht, in drei Stunden dort sein.
Wenn ich auf der Missionsstation ankomme, hupe ich laut und fröhlich, und alle Indianer laufen zusammen. Zuerst gibt es eine freudige Begrüßung mit den zwei Missionarsfamilien und der Schwester, die sich da draußen in der Wildnis über jeden Besuch freuen, der etwas Abwechslung in ihr einsames Leben bringt. Zur »Sprechstunde unter freiem Himmel« treten die Männlein zur Rechten, die Weiblein mit Kindern zur

Linken an. Zuerst habe ich auf Tuberkulose durchgekämmt und bei einem Besuch etwa 200 bis 250 Indianer abgehorcht. Die Verdächtigen nehmen wir dann mit zum Hauptkrankenhaus in Filadelfia, wo wir sie röntgen und die Laboruntersuchungen machen. Die offenen Fälle behalten wir hier auf der Isolierstation, die anderen behandelt die Missionsschwester draußen in ihrem kleinen Krankenhaus. Die Schwester und die Missionare legen immer großen Wert darauf, daß ich bei jedem Besuch auch eine Inspektion der Hütten vornehme. Ich wunderte mich, daß auf einmal alles so ordentlich wurde gegen früher, aber das Rätsel löste sich bald. Die Missionare hatten ihnen tüchtig eingeheizt: »Weh euch, wenn der Doktor kommt und ihr habt nicht Ordnung gemacht und keine Clos gebaut! Der kann sehr böse werden!« So geht jeweils drei Tage vor meinem erwarteten Eintreffen eine große Säuberungsaktion los, und sie sind stolz, wenn ich zufrieden bin. Ich mußte lachen, als ich erfuhr, daß ich als »Indianerschreck« gelte, denn Ihr müßtet einmal die wilden Gesellen sehen, die jedem Besucher, der zum ersten Mal kommt, mit ihren finsteren Gesichtern Angst einjagen!

Für meine Buben ist es das größte Vergnügen, wenn sie mit mir zu den Indianern fahren dürfen. Dort draußen ist eine Regenlagune – das nächste Gewässer von hier –, und Cornelius geht dann mit den Indianern auf Fischfang, während ich arbeite. Sie senken Körbe mit offenem Boden ins Wasser, und wenn ein Fisch darin zappelt, fassen sie blitzschnell mit den Händen hinein und holen ihn heraus. Es gehört eine große Geschicklichkeit dazu, vor allem weil die Fische mit ihren messerscharfen Zähnen ganz gemein beißen. Cornelius hat den Bogen schon raus. Sie braten die Fische dann am offenen Feuer und haben den größten Spaß beim Essen. Wenn ich mit den Untersuchungen fertig bin, schwimmen wir gewöhnlich noch ein wenig in der Lagune, das ist ein Hochgenuß, wenn man in einem so trockenen Land lebt.

Unlängst nahm ich einmal das Tonbandgerät mit. Bei einer Tolde von Wilden, die nachts ums Lagerfeuer tanzten, nahmen wir ihr Geheul auf, mit dem sie die Dämonen vertreiben wollen. Dann »interviewte« ich auf der Missionsstation einen bekehrten Indianer, der selbst schon Evangelist ist. Es war sehr eindrucksvoll, wenn man ihn dabei ansah und sein ganzes Wesen, seine Haltung und sein Äußeres mit dem seiner wilden Stammesgenossen verglich. Eine neue Kreatur in Christo! Einen anderen wollte ich zum Spaß auf Plattdeutsch interviewen, aber zu meiner Überraschung antwortete er mir in fließendem Hochdeutsch. Er war als Kind im Busch ausgesetzt worden, Mennoniten hatten ihn gefunden und aufgezogen, und als er ins Heiratsalter kam, war er zu seinem Stamm auf die Mission zurückgekehrt, wo er nun als Lehrer tätig ist. Die Sitte, oder besser Unsitte des Aussetzens und Ermordens von Kindern glaubten wir längst erloschen. Aber neulich, als ich an einem Samstag von der Mission nach Hause zurückkam, hatte Schwester Anna gerade eine Indianerin von Zwillingen entbunden. Es war sehr schwierig gewesen, bis sie beide Kinder lebend zur Welt befördert hatte. Froh, glücklich und stolz auf ihren Erfolg legte sie der Mutter die beiden Babys in den Arm, aber wer beschreibt ihr Entsetzen, als diese ungerührt zu ihr sagte: »Dat tweete kannst dotschlage, dat will ick nich!« Als Schwester Anna ihr sagte, daß das nicht in Frage komme, meinte sie, dann besorge sie es eben später selber. Die Indianer glauben nämlich, daß Zwillinge Unglück bringen. Alles Zureden half nichts; zuletzt meinte sie treuherzig: »Willst et habe?« Am andern Morgen war sie mit dem einen Kind verschwunden, das andere hatte sie dagelassen. So hatten wir wieder einmal ein Indianerkind zum Aufpäppeln, wie schon so manche. Dieses Erlebnis hat uns alle sehr beeindruckt. Was wir längst überwunden glaubten, passierte hier, vor unseren Augen, in unserem eigenen Krankenhaus. Wir hatten gerade Besuch von den deutschen katholischen Patres, und die erzählten uns, daß solche Fälle bei ihnen gar nicht selten vorkämen.

Am 1. April haben wir einen neuen Schwesternkurs angefangen. Wir haben elf weibliche und drei männliche Schüler, da wir auch gleich das Personal für unser neues Nervensanatorium ausbilden müssen. Zum Teil kommen die »Studenten« von weit her, aus Brasilien, Uruguay und Ostparaguay. Eine ist sogar aus Südtirol neu eingewandert, und diese reibt sich immer noch die Augen, wenn sie uns Tiroler Lieder singen hört, so etwas hatte sie hier im Chaco nicht erwartet. Hier eine ausschließlich deutsche Welt vorzufinden, überrascht jeden Besucher. Einmal kamen zwei Reporter aus Deutschland, sahen sich hier um, meinten, so etwas könnten sie in jeder deutschen Kleinstadt aufnehmen, und flogen am nächsten Tag wieder ab. Kurz darauf kam ein Reporter aus New York (ursprünglich Pforzheimer) und blieb meinem Rat zufolge drei Wochen hier. Er drehte einen Film von unserer Arbeit für das amerikanische Fernsehen, außerdem kaufte ihm das »National Geographic Magazine« 100 Dias ab und will damit eine ganze Nummer zusammenstellen – die beste amerikanische Zeitschrift für Ethnologie und Geographie! Da kann man sehen, mit welch verschiedenen Augen die Leute sich die Welt ansehen! Mich hat das richtig amüsiert.

Auch sonst vergeht kaum ein Tag, an dem wir nicht Gäste im Haus haben: Reporter, Bischöfe, Klosterleute, Globetrotter, Industrielle, die sehen wollen, ob sich hier nichts »machen läßt«, Evangelisten, Missionare und nicht zuletzt Forscher und Wissenschaftler. Gegenwärtig hält sich hier ein deutsches geologisches Forschungsteam auf, bestehend aus einem Geophysiker, einem Hydrogeologen und einem Bodenkundler samt ihren zugehörigen Technikern und Mechanikern. Durch Vermittlung des deutschen Botschafters sind sie mit kostbaren Geräten aus Deutschland gekommen und untersuchen das Gebiet unserer Kolonien auf Wasservorkommen, Bodenbeschaffenheit und Bewässerungsmöglichkeiten durch Tiefbohrungen. Mit elektrischen Meßgeräten kann man sogar mathematisch ermitteln, ob viel oder wenig Wasser im Boden ist, in welcher Tiefe es ist und ob es salzig oder süß ist. Von dem Ergebnis dieser Forschungen hängt es ab, ob unsere deutschen Siedler hier überhaupt eine Zukunft haben oder ob

es weiter so eine armselige Wirtschaft wie seither bleiben wird. Da es hier kein Hotel gibt, wohnen solche Leute immer bei uns.
Kürzlich haben wir das deutsche Sportabzeichen abgenommen. Ich habe ja die Abnahmeberechtigung, aber es müssen zwei Prüfer sein. So schrieb ich an den Vorsitzenden des deutschen Sportbundes und schilderte ihm unsere Lage. Er erteilte mir die Berechtigung, unserem Sportlehrer die Prüfung als alleiniger Prüfer abzunehmen, und stellte diesem dann die Prüfberechtigung aus. Da es bei uns weit und breit kein Wasser gibt, gestattete er uns, statt der Schwimmprüfung eine zusätzliche leichtathletische Disziplin nach Wahl abzunehmen. Ich habe gestaunt, wie leicht unsere Oberschüler es geschafft haben, sie brauchten kaum eine Trainingszeit. Sie sind eben Söhne und Töchter von Pionieren und haben in ihrem Leben weder geraucht noch jemals Alkohol getrunken. 69 Abzeichen konnten wir verleihen, ein schöner Erfolg.
Unsere Kinder ficht das trostlose Wetter nicht an, sie rennen herum, als ob sie es gar nicht merkten. So ist unser Leben randvoll angefüllt. Und es macht Spaß!

1960

Fernheim, im Februar 1960

Liebe Freunde! Die Zeitungsleser unter Euch werden bemerkt haben, daß wir in der letzten Zeit eine gewisse Zeitungspopularität genossen haben – zu unserem Leidwesen, kann ich nur sagen. Wenn auch nicht alles in diesen Artikeln gelogen oder phantasiert ist, so treffen sie doch meistens nicht den Kern der Sache und erwecken eine falsche Vorstellung von unserem Leben und unserer Arbeit. Wohl sind monatelange Sandsturm- und Dürreperioden, chronischer Wassermangel, tropische Hitze, öde Natur und relativ primitive Ver-

hältnisse mit dem ständigen Zwang zur Improvisation nicht gerade angenehm. Aber doch sind das alles nur »kleine Fische« im Vergleich zu dem Kampf, den man mit der eigenen unvollkommenen Natur auszufechten hat. Man glaubt jahrelang, man sei Herr über sie geworden, aber dann wird man plötzlich in Situationen gestellt, wo man erkennen muß, daß der »alte Adam« noch lebt. Man möchte hassen, wo man lieben sollte, zornig sein, wo Geduld am Platz wäre, gründlich seinen Kropf leeren, wo es besser wäre, zu schweigen. Alles Verhaltensweisen, die einem Christen schlecht anstehen. Wie gern möchte man seinen Jähzorn entschuldigen mit dem Vorwand, »auch nur ein Mensch« zu sein, wie leicht möchte man glauben, daß eine gründliche Entladung reine Luft schaffe, aber man weiß ganz genau, daß man als Christ nicht so handeln darf. Dann muß man hinterher erkennen, daß man durch die menschliche Handlungsweise alles nur schlechter gemacht hat und daß man, hätte man seinen christlichen Erkenntnissen gemäß gehandelt, viel mehr Gutes bewirkt hätte. Nicht das, was andere einem antun, macht einem am meisten zu schaffen, auch nicht die äußeren Lebensumstände, sondern die eigene Unvollkommenheit.
Das aber sind Probleme, mit denen sich alle Menschen auf der ganzen Welt herumschlagen müssen, sie sind nicht typisch für hier. Daher kann man auch nicht sagen, daß man es hier schwerer hat als anderswo. Es liegt darum kein Grund zur Bewunderung und Zeitungspopularität vor.
Wenn ich nun an meinen letzten Brief anknüpfen soll, muß ich zunächst erwähnen, daß die Ergebnisse der deutschen Forscher für uns recht betrüblich waren: Wir sitzen auf Salzwasser, und an eine Bewässerung größeren Stils ist auch mit Tiefbohrungen nicht zu denken. Wir werden weiterhin auf den Regen angewiesen sein, und der läßt oft viele Monate auf sich warten.
Auch die Ölgesellschaft hat ihre Zelte abgebrochen und behauptet, nichts gefunden zu haben, so daß eine Mechanisierung der Landwirtschaft vorläufig nicht in Frage kommt,

weil das Benzin so teuer ist. Man wird nach wie vor von Pferden und Menschenkraft abhängen, das ist bedauerlich.
Wir könnten also prophezeien, daß die Kolonien weiterhin ihren Dornröschenschlaf schlafen werden, wenn nicht der große Trans-Chaco-Hochweg mit Anschluß an den interamerikanischen Hochweg mit Volldampf gebaut würde. Er kreuzt unsere Kolonie 10 km südlich von Filadelfia, und man verspricht sich eine große Belebung von Handel und Wirtschaft, wenn der ganze Verkehr hier durchgehen wird.
Schon allein durch die Arbeiter – Amerikaner und Paraguayer sowie Desperados aus der ganzen Welt – kommt viel Neues, aber auch viel Ungutes in die Kolonien herein. In unserem »Paraguayischen Hof«, einem Häuschen, das für die Angehörigen der weitgereisten paraguayischen Patienten bestimmt ist und vor den Toren des Städtchens liegt, haben einige Huren ihre Zelte aufgeschlagen und einen tollen Betrieb aufgemacht, ehe wir's uns versahen. Ich kam dahinter, als die ersten »Kunden« krank in die Sprechstunde kamen. Wir versuchten alles, die Frauenzimmer abzuschieben, aber da wir ja keine Polizei haben, war das gar nicht so einfach. Jetzt sind sie fort.
Die Moros, jener wilde und kriegerische Stamm im Norden der Kolonie, die früher immer wieder unsere Dörfer überfielen, aber seit einigen Jahren unsichtbar geworden waren, haben sich beim Vordringen der Wegbauarbeiter in ihr unerforschtes Gebiet auch wieder hervorgewagt. Sie denken offenbar, daß sie sich der Eindringlinge erwehren können, wenn sie ab und zu einen Überfall machen. So mußte ich etliche Male in jenes Gebiet fahren, um den Verwundeten erste Hilfe zu leisten und sie ins Krankenhaus zu holen. Mir war dabei zumute wie im Krieg, wenn wir in stockdunkler Nacht in unbekanntes Feindesland vordrangen. Zwar geht die neugebaute Straße fast 600 km schnurgerade durch den Busch, aber es ist eine völlig unbewohnte Gegend, und wenn, wie hier so oft, der Wagen eine Panne hat, ist es doch ein ungemütliches Gefühl, viele Kilometer von der nächsten Siedlung

entfernt mitten im Busch zu sitzen, wo diese haßerfüllten Wilden hausen, die vor nichts zurückschrecken. Jedoch sind alle Verwundeten, die ich herausgeholt habe, mit dem Leben davongekommen, das war den Einsatz wert.

Im Oktober kam ein Ingenieur der Siemens-Vertretung in Asunción zu uns, um das Lichtaggregat zu montieren. Nach seiner Irrfahrt in die Antarktis war es im Mai hier angekommen. Dann dauerte es Monate, bis wir den erforderlichen Draht dazu hatten, und bis ein noch fehlender Schalter da war, wurde es Weihnachten, als wir den ersten selbsterzeugten Strom hatten. Ja, hier kann man Geduld lernen!

Die paraguayische Frau dieses Ingenieurs ist eine hervorragende Pianistin, und sie gab uns und unseren musikliebenden Freunden zwei Hauskonzerte, alles, was wir uns wünschten, und alles auswendig. Das war ein großer Genuß für uns. Wir freundeten uns schnell an, und der Erfolg war, daß wir Cornelius in den Ferien zu ihnen schickten, damit er Spanisch lerne. Wir hatten schon nach einer solchen Gelegenheit Ausschau gehalten und waren nun sehr froh darüber. Drei Monate hat er da zugebracht und schnattert jetzt Spanisch, als ob er ein Paraguayer wäre. Anscheinend lernt er leicht Sprachen, das ist ein großer Schatz.

Gleich nach Neujahr sollten unsere Ferien sein, die wir dazu benutzen wollten, mit den Schwestern vom letzten Kurs eine Reise nach den Iguazú-Fällen in Brasilien zu machen und auf dem Rückweg eine deutsche Kolonie von Schwarzwäldern im ostparaguayischen Bergland zu besuchen. Aber kurz vor der Abfahrt brachten sie mir eine indianische Patientin aus dem 110 km entfernten Militärfort Camacho zur Operation, und ich konnte sie unmöglich frischoperiert ihrem Schicksal überlassen, zumal es sehr schlecht um sie stand. Was tun? Die Plätze waren gebucht, die Reise war bis ins kleinste vorausgeplant, und so mußte Erika mit den Schwestern und dem Apothekerehepaar fahren. Wir verabredeten, daß ich mit dem nächsten Flugzeug nachkäme, wenn es der Patientin besser ginge. Jedoch – kaum waren sie abgeflogen, kam wieder eine

Patientin aus demselben Ort, eine Hiesige, bei der ein Kaiserschnitt nötig war. Aber mein Narkotiseur, meine OP-Schwester, die beiden Assistenzschwestern – alle waren auf Urlaubsreise! Zum Glück kamen die Militärhebamme im Leutnantsrang (in Uniform!) und ein Sanitäter mit, der Narkose machen konnte. So assistierte mir meine Oberschwester, die das zum zweitenmal im Leben tat, die Laborantin instrumentierte, der Sanitäter gab Narkose, einige Lehrschwestern halfen, und unter Mühen gelang die Operation. Offenbar schicken die Militärärzte ihre Patienten einfach hierher; es heißt dann: »Caso perdido, váyase a Filadelfia!« (»Aussichtsloser Fall, gehen Sie nach Filadelfia!«) Es sollte mich nicht wundern, wenn ich eines Tages Ehrenregimentsarzt im paraguayischen Heer würde, denn neulich mußte ich sogar mitten in der Nacht hinfahren, weil das Kind des Generals die Masern hatte und er seinem Regimentsarzt nichts zutraute, wie es schien.
Die Leutnantshebamme oder Hebammenleutnantin oder wie man da sagt versorgte das Neugeborene, das trotz seiner Winzigkeit am Leben blieb. Die Mutter aber war im schlimmsten Kindbettfieber, das ich je erlebt habe. Es schien, als führten keine Mittel zum Erfolg, doch schließlich entdeckte ich unter den deutschen Arzneispenden Erythromycin, und da war sie in einem Tag entfiebert. Nach zehn Tagen konnte sie heimgehen. Was für ein Glück ist es doch, daß man heute solche Medizinen hat – und noch dazu ich hier, der ich sie von Euch in Euren Arzneipaketen bekomme. Derjenige, der mir das Erythromycin geschickt hat, hat also geholfen, dieser Frau das Leben zu erhalten.
Die Tragödie bei der Sache war, daß die Frau, Mutter von sieben Kindern, vor vierzehn Tagen mitansehen mußte, wie ihr Mann ein ganz junges Mädchen heiratete. Wie hier landesüblich, war sie nur die »Compañera« gewesen, und als sie nun in den Augen des Mannes alt und verbraucht war (30 Jahre!), nahm er sich einfach eine Siebzehnjährige und ließ sie mit den Kindern sitzen.

Außer diesen zwei Frauen, die uns Tag und Nacht auf Trab hielten, hatten wir das Krankenhaus voll schwerer Fälle. Ein Glück, daß die Oberschwester dageblieben war! Sie ist von einer nimmermüden Einsatzbereitschaft und unverwüstlich robusten Natur und kann Tag und Nacht durcharbeiten, ohne schlapp zu machen. Dafür aber war *ich* dicht daran, was mir in all den Jahren noch nie passiert ist. Ich bekam nämlich die epidemische Gelbsucht, die hier gerade grassiert. Mich befiel ein panischer Schrecken, denn ich hatte durchaus nicht die Absicht, wochen- oder gar monatelang herumzukränkeln. Also Roßkur: zwei Tage Radikalfasten, Englisch Salz, Schwitzpackungen. Leider mußte ich aber einsehen, daß an Bettruhe nicht zu denken war; alle fünf Minuten kam eine Schwester gelaufen und wollte etwas. Es sah so aus, als ob alles sich verschworen hätte, gerade jetzt krank zu werden. Ich hatte in den wenigen Tagen des Tag- und Nachtbetriebs und des Fastens sieben Kilo abgenommen und fühlte mich reichlich blümerant. Als daher die eine Patientin, die Indianerin, gestorben und die Kaiserschnittfrau nach Hause gegangen war, entschloß ich mich, wegzufahren.

Ich flog mit Kai nach Asunción und fuhr von da mit dem Omnibus zu meinem Freund Dr. Schmidt auf die Lepramission, wo ich Erika und die Schwestern – schon auf der Rückreise – antraf. Dort legte ich mich etliche Tage ins Bett und fühlte mich unter einer barbarischen Diät bald wieder fit zu neuen Unternehmungen.

Wir fuhren nun doch noch zu jener Schwarzwälderkolonie und verbrachten einige Tage im Sommerhaus der Ferieneltern von Cornelius mit diesen zusammen in einem herrlichen Waldtal mit einem 60 Meter hohen Wasserfall. Die Kolonisten sind überaus freundlich, sie sind reiche Wein- und Kaffeepflanzer, nur haben sie leider keinen solchen Zusammenhalt wie wir in Fernheim und leben jeder nach seinem eigenen Stiefel. Wie begeistert waren sie, als Erika mit den Schwestern Volkslieder sang! Bei ihnen sind sie schon fast in Vergessenheit geraten, und die Jugend hat keine Ahnung davon.

Auf der Heimreise hatten wir in Asunción noch einige Tage Zeit, um Besorgungen zu machen, Freunde zu besuchen und auf der deutschen Botschaft die Angelegenheiten unserer Fernheimer zu erledigen. Der neue Botschafter, drei Tage zuvor eingetroffen, nahm bei dieser Gelegenheit gleich meine feierliche »Inthronisierung« als Konsul vor, einen Akt von solcher Wichtigkeit, daß Erika sogar rausgehen mußte. Er drückte mir die Staatsflagge mit dem Adler in die Hand (Caroline sagt jedesmal beim Aufziehen, wenn sie den Adler sieht: »Wau, wau!«), dazu Dienstsiegel und Stempel, und nun haben wir in Filadelfia tatsächlich unser eigenes Konsulat. Das hat seinen Anfang genommen, als ich vor Jahren daranging, unseren staatenlosen Volksdeutschen die Einbürgerungsanträge zu schreiben. So hatte ich jahrelang die Konsulatsgeschäfte erledigt, und der Botschafter sagte bei meiner Einsetzung: »Dies ist lediglich die Legalisierung eines seit Jahren bestehenden Zustandes.« Aber es erleichtert meine Arbeit doch in mancher Hinsicht wesentlich, und ich kann auch noch mehr tun für meine Chaqueños.

Fernheim, im September 1960

Liebe Freunde! Es ist doch kaum zu glauben, wie schnell die Zeit vergeht! Viel Freude und Leid, viel Erfolg und Enttäuschung, viel Hilfe und Not haben wir, wie Ihr sicherlich auch, inzwischen erfahren.
Nun wurde ich von vielen aufgefordert, etwas mehr über unsere Kinder zu berichten, ich täte immer so, als ob sie gar nicht vorhanden wären. Das stimmt freilich nicht, aber daß unsere Kinder unter der Rubrik »ferner liefen« erscheinen, ist doch nicht ganz zu leugnen. Erika und ich hatten schon oft ein schlechtes Gewissen, weil wir uns zu wenig Zeit für sie nahmen. Wir beschlossen daher, uns zu bessern. Als der letzte Taubstumme ausgewandert war, erklärte Erika: »So, von jetzt ab will ich bis auf weiteres nur noch Hausfrau und Mutter sein.« Und ich nahm mir vor, wenigstens jeden Abend eine

Stunde mit ihnen zu verbringen. Wenn sie in den Betten liegen, nehme ich die Gitarre und singe Volkslieder mit ihnen. Wir machen auch allerlei Spaß, den wir dann auf Tonband aufnehmen, damit wir später eine Erinnerung haben. Spaß machen habe ich ja immer gut gekonnt, aber es war mir in den letzten Jahren fast abhanden gekommen. Die Mennoniten sind ein sehr ernstes Völkchen, und wenn niemand mitlacht, macht das Spaßmachen keinen Spaß.

Cornelius sprach nach seinem Aufenthalt in Asunción so gut Spanisch, daß er nach der Rückkehr eine Klasse überspringen konnte. Ich hielt zwar nichts davon, weil ich keine Wunderkinder züchten will, aber die Lehrer meinten, er langweile sich in der alten Klasse, während er sich in der neuen Klasse anstrengen müsse. Es ging dann auch alles gut. Kai sieht mit seinen goldblonden Haaren und dem rosig hellen Teint, der niemals einbrennt, wie ein Lichtengel aus; aber er hat seine Mucken. Wenn er etwas will und nicht bekommt, steht vor dem Engel ein B, und er nörgelt und winselt so lange fort, bis einem der Kragen platzt. Malte mit den »treuherzigen Augen«, wie die Leute sagen, hat es faustdick hinter den Ohren. Gebieterisch verlangt er, was er will, und schreit derartig, daß das Haus wackelt. Alle seine Geschwister sollen ihm nachgeben, und wenn es nicht geschieht, murmelt er *sotto voce:* »Flinte kaufen, totschießen ...« Wo er das her hat, wissen wir nicht. Zu den friedlichen Mennoniten passen diese Mordabsichten jedenfalls nicht. Man hat dann die größte Mühe, ernst zu bleiben. Caroline ist ein Sonnenstrählchen. Sie ist zu jedem zutraulich, schaut jeden freundlich an und wird daher auch von allen geliebt. Sie ist das, was wir auf Schwäbisch »knitz« nennen: witzig und vital, ohne frech zu sein. Jetzt wünschen wir uns ein Mädchen zu ihrer Gesellschaft, damit sie nicht auch so ein Rabauke wird wie ihre Brüder, von denen sie sich rein gar nichts gefallen läßt. Mitte Oktober soll das Ereignis stattfinden.

Neulich bekamen wir die Geburtsanzeige von Zwillingen von Freunden aus Deutschland. Da sagte Cornelius mit einem abgrundtiefen Seufzer: »Hach, wenn wir doch auch einmal Zwillinge bekämen, das beschickt doch viel besser als immer nur eins, so kriegen wir ja nie eine Familie zusammen!« Das ist typisch für hier, wo eine Familie nur als Familie gilt, wenn sie mindestens zehn bis zwölf Kinder hat. Hier, wo es so viel Platz hat, ist Kinderreichtum etwas ganz Natürliches. Neulich war bei mir in der Sprechstunde eine Mutter von zwölf Kindern ganz enttäuscht, als ich ihr sagte, daß sie in den Wechseljahren sei und nicht, wie sie glaubte, das dreizehnte erwarte. »Schade«, meinte sie, »ich hätte zu gern noch eins gehabt! Es ist doch das Schönste auf der Welt und mit nichts anderem zu vergleichen.«

Ja, und was ist nun alles passiert bei uns? Jene Frau mit dem Kaiserschnitt, von der ich im letzten Brief berichtete, ist nach ihrer Entlassung aus dem Krankenhaus schnurstracks zur Ölkompanie hinausgefahren, wo sie »Frau Warrens Gewerbe« ausübt in einer kleinen, windigen Bretterbude, die die Arbeiter für jene Frauen mitten in den Busch gestellt haben. Als sie krank zur Behandlung kam und ich merkte, was los war, hätte ich losheulen können vor Enttäuschung. So viel Aufregung, Mühe, Pflege, teure Medikamente, Bluttransfusion, so viele Gebete, um das aussichtslos Scheinende zu ermöglichen, daß Mutter und Kind am Leben bleiben – und wofür? Daß die Mutter eine Schlampe wird und die Kinder im Hurenhaus aufwachsen. Ich mußte an einen anderen Fall denken, wo mir eine Mutter von fünf Kindern, die ein Muster von Mutterliebe, Sauberkeit, Fleiß und Redlichkeit war, unter den Händen wegstarb. Die Tragik dieses Falles kann ich heute noch nicht verwinden, und man ist als Christ immer versucht zu fragen: Wo ist da der Sinn, was denkt sich Gott dabei? Das sind Stunden, in denen einen schwere Zweifel und Anfechtungen plagen.

In den Wintermonaten konnte ich mich wieder mehr um die Indianer kümmern. Unsere Schwestern da draußen im Busch – die jüngste ist erst 20 Jahre alt – sind immer tapfer, und ich muß oft staunen, daß sie nicht den Mut verlieren. Die Tb nimmt rasend zu und breitet sich unter den Indianern in einem kaum aufzuhaltenden Tempo aus. Es ist deshalb so problematisch, weil die Indianer von immer weiter her auf unsere Stationen kommen, wo sie Hilfe und Pflege finden. Dadurch sammeln sich dort immer mehr an, die weder Nahrung noch Existenzmöglichkeit haben. Die Mission ist ja nicht dazu da, den Indianern die Nahrung zu schenken. Die Mennoniten geben ihnen während drei bis vier Monaten bei der Ernte Arbeit und Brot, die restlichen acht bis neun Monate sollen sie für sich selbst sorgen. Bei der neuen, nicht nomadisierenden Lebensweise verlieren sie die Fähigkeit, sich durch Jagd und Sammeln von Beeren, Wurzeln und Früchten im Busch den Lebensunterhalt zu sichern. So sitzen sie da, hungern und frieren in den eiskalten Nächten, und wenn dann noch eine Masern-, Windpocken- oder Keuchhustenepidemie hinzukommt, sterben die matten, unterernährten und anämischen Babys weg wie die Fliegen. Ich kann nicht öfter als einmal im Monat auf jede Station fahren. So kann natürlich keine geregelte Tb- oder sonstige Behandlung durchgeführt werden. Mein monatlicher Besuch fällt immer auf ihren sogenannten »Hauptsonntag«, an dem diejenigen, die Christen sind oder werden wollen, zum Gottesdienst auf die Missionsstation kommen. Wenn ich nicht ihren eigenen starken Drang zum Christentum und die strahlenden Gesichter der gläubig gewordenen Menschen sehen könnte, wäre ich oft versucht zu sagen, daß die ganze Arbeit unter diesem landlosen Nomadenvolk sinnlos ist und nur ihren Untergang beschleunigt. Aber einen solchen Standpunkt darf man weder als Arzt noch als Christ einnehmen. Für uns heißt das Gebot: helfen, heilen, lindern. Immerhin sind schon Ansätze dazu da, ihnen zu einem Stückchen Land zu verhelfen, auf dem sie sich etwas Nahrung anpflanzen können. Die Missionare der verschiedenen Konfessionen leiten sie darin an.

Hin und wieder habe ich merkwürdige Erlebnisse mit ihnen. So wurde ich einmal in der Nacht telefonisch von einem Indianer hinaus in den Busch gerufen, weil seine Frau seiner

Schilderung nach mit schweren Schwangerschaftskrämpfen daniederlag. »S'dine forts komme, mine Fru seia krank, mal sehne storwe, komme forts, jo?« (»Komm sofort, meine Frau ist krank, vielleicht stirbt sie, komm sofort, ja?«) Die Indianer-Tolde lag an einer Militär-Telefonleitung, die von hier zu dem 110 km entfernten Militärfort Camacho führt und die ein Viehbesitzer angezapft hatte, um besser mit Filadelfia in Verbindung zu sein. Ich sprang sofort mit meiner Hebammenschwester in den VW und fuhr 40 km durch Busch und Kamp, über Stümpfe und Gräben, durch Schlamm und Sand. Draußen angekommen, kroch ich auf allen vieren durch das kleine Loch in die Grashütte, wo ich im Schein des Feuers die Frau auf der Erde liegen sah. Sie hatte bereits entbunden, war aber bewußtlos. Auf meine Frage nach dem Kind zeigte der Vater in die Ecke, wo ein Haufen Lumpen lag. Ich pulte die Lumpen auseinander, fand aber kein Baby. »Nee, nich do, en de Erd«, sagte der Vater, und auf meinen fragenden Blick meinte er kleinlaut: »S'Kleine mol bloot en bestje lewe« (»Das Kleine hat bloß ein bißchen gelebt«). So hatten sie es – wer weiß, ob noch lebend oder schon tot? – einfach zu Häupten der Mutter in der Erde vergraben. Bei Taschenlampenschein machten wir die notwendigen Spritzen und fuhren dann nach Hause, wo wir nachts um 2.30 Uhr ankamen. Morgens in aller Frühe rief der Indianer wieder an und erzählte frisch-fröhlich auf Plattdeutsch, daß es seiner Frau prima gehe und sie schon gesund sei. Da kam es mir wieder einmal zum Bewußtsein, unter welchen grotesken Verhältnissen wir hier leben, wo halbnackte Wilde, die ihre Kinder verscharren, sich den Doktor per Telefon auf Plattdeutsch in den Busch hinaus zitieren.

Fernheim, 24. 10. 1960

Liebe Eltern! Am 13. Oktober war es soweit: Unser Arne Mathis ist geboren! Er ist ein gesundes, kräftiges, ruhiges und zufriedenes Baby, nimmt gut zu und schläft in einem fort, nachts sogar schon draußen bei den anderen Kindern. Die sind natürlich begeistert von dem kleinen Brüderchen, sie liebkosen und drücken es so sehr, daß es einem angst werden kann. Malte verbreitete in der ganzen Stadt das Gerücht, wir hätten eine Dorothee bekommen. Als ihn eine gute Bekannte fragte, was wir denn jetzt zu Hause hätten, sagte er: »Vier junge Kätzchen.« Darauf die Frau: »Aber ihr habt doch noch etwas Schöneres!« Malte: »Zwei Angorakaninchen.« – »Das meine ich aber nicht, ihr habt doch noch etwas!« – »Ach so«, sagte Malte, »bloß noch ein Baby, die Dorothee.« So hatten wir schon manchen Spaß, seitdem Mathis auf der Welt ist.

Seit vierzehn Tagen herrscht eine außergewöhnliche Hitze, alles stöhnt. Schlimm war, daß der ersehnte Regen so lange ausblieb, obwohl die Wolken hin- und herzogen. Unsere Zisterne mußten wir ausschöpfen und schrubben, weil das Wasser derart nach toten Fröschen und Kröten stank, daß wir es nicht einmal mehr zum Waschen nehmen konnten. Cornelius hat dieses Mal die Säuberungsaktion übernommen und buchstäblich geschwitzt »wie ein Brunnenputzer«. Heute nacht hat es endlich angefangen zu regnen, und unsere Kinder haben sich vor lauter Übermut schon in aller Frühe im Wasser und Schlamm gewälzt.

Im November bekommen wir eine neue deutsche Oberin, die einige Jahre in Blumenau (Brasilien) gearbeitet hat und nun noch Paraguay kennenlernen will. Sie stammt aus Posen und hat schon 25 Jahre Berufserfahrung. Einige Wochen war sie hier zu Besuch, um sich den Laden mal anzusehen. Sie ist recht vielseitig, auch auf musikalischem Gebiet, sie spielt Klavier, Harmonium, Flöte und Fidel, die altdeutsche, jetzt modern gewordene. Sie kennt alle unsere Lieder und noch mehr dazu, und nach langer Zeit haben wir unsere Flöten wieder einmal hervorgeholt und wie in alten Zeiten musiziert.

Fernheim, 10. 12. 1960

Liebe Eltern! Zur Zeit schwitzen wir hier nach Noten, aber die Kinder sind munter und froh und freuen sich wie alle Kinder der christlichen Welt auf Weihnachten. Wir selber haben uns endlich überwunden, unser Vorurteil gegen »heiße« Weihnachten beiseite zu stellen, um die Kinder nicht um diese Vorfreude zu bringen. So sitzen wir jeden Abend im Garten, wo wir einen Tisch mit all den Dutzenden von Erzgebirgsengelchen und Kurrendesängerlein und Räuchermännchen und Bergleuten aufgebaut haben, und über brennenden Kerzen drehen sich lustig die Pyramiden und Engelsspiele mit ihren klingenden Glöckchen. Dann singen wir zu Blockflöten und Gitarre Weihnachtslieder. Am Abend schallt das ja weit, und so kommen auch immer noch die Kinder der näheren und ferneren Nachbarschaft, um sich die Herrlichkeiten anzusehen und mitzusingen. Die Kinder dürfen Sternregen abbrennen, und vor dem Schlafengehen erzähle ich ihnen noch ein Weihnachtsmärchen, meist von armen Kindern, die sich bei Schnee und Eis im Wald verlaufen.
Nun ist es nicht mehr lang, bis Cornelius und ich unsere Deutschlandreise antreten. Um den 20. Januar herum wollen wir mit unseren Examensschwestern in die Kolonie Independencia fahren, wo wir herzlich eingeladen sind von den Siedlern, die uns wie gute alte Bekannte behandeln. Dort geben wir einen bunten Abend, wollen Waldwanderungen und Bergbesteigungen machen und nach Herzenslust baden und schwimmen. Am 24. Januar fahren wir dann zurück nach Asunción, von wo Cornelius und ich am 25. abfliegen nach Buenos Aires, von dort am 26. per Düsenklipper nach Frankfurt. Erika bleibt mit den Schwestern noch einige Tage in Asunción und fliegt dann mit ihnen zurück.
Unsere neue Oberin ist gekommen und hat ihr Amt angetreten. Hoffentlich schlägt sie hier ein. Sie soll und will ein anderes System in der Schwesternausbildung und im ganzen Krankenhausbetrieb einführen.

Fernheim, im April 1961

Liebe Freunde! Bei meinem kurzen Deutschlandbesuch im Februar mußte ich leider feststellen, daß mindestens die Hälfte meiner letzten Rundbriefe verloren gegangen ist. Wer weiß, was da passiert ist, ein Schiffsunglück oder was?
So wird es um so mehr Zeit, wieder einmal ein Lebenszeichen zu schicken, obwohl es mir gegenwärtig gar nicht nach Briefschreiben zumute ist, da ich so viel Arbeit und so viele Sorgen habe.
Der einzige Ort, wo es gut geht und alles in schönster Ordnung ist, eine Oase gewissermaßen, ist unsere Familie. Wir sind alle gesund, die Kinder gedeihen prächtig. Besonders der Jüngste entwickelt sich zu einem Riesen, denn er ist nun mit einem halben Jahr so groß und schwer wie ein Einjähriger. Er ist ein ruhiges, unauffälliges Kind, das keinen im Hause stört und jeden freundlich anlächelt – gerade das, was wir bei unseren strapazierten Nerven brauchen. Cornelius geht leidenschaftlich gern in die Schule, es ist ihm um jeden freien Tag schade. Kai und Malte sind zwei Unzertrennliche, die allerlei aushecken. Am Karfreitag kamen sie frühmorgens aufgeregt in unser Schlafzimmer gestürzt und schrien: »Vatter, Mutter, wißt ihr schon, der liebe Heiland ist heute gestorben! Und er wird heute begraben!« Darauf Kai tröstend: »Ja, aber es macht nix, übermorgen steht er schon wieder auf.« Malte: »Vatter, fährst du dann auch raus auf den Friedhof mit dem VW, um zuzuschauen? Darf ich auch mitfahren?« Und ohne eine Antwort abzuwarten, klatschte er in die Hände und rief: »Au fein, ich darf auch mit auf den Friedhof und zuschauen, wie der liebe Heiland aufsteht!« Caroline ist das Echo der beiden, rennt überall hinterher und plappert alles nach. Das ist ein Trio!
Welch ein Trost in schwierigen Lebenslagen ist ein gutes, geordnetes und herzliches Familienleben!

Bei uns im Krankenhaus geht nämlich, gelinde gesagt, alles drunter und drüber. Unsere deutsche Oberin, so energisch sie ist, hat leider kein Einfühlungsvermögen für unsere Leute hier gezeigt. Man kann unsere deutschen Verhältnisse nicht so ohne weiteres auf hier übertragen.
So machte sich das Personal mit fliegenden Fahnen aus dem Staub.
Als ich von der Reise zurückkam, fuhren gerade die Hebamme, die Operationsschwester und die Laborantin zum Tor hinaus, ohne Kündigung. Hier gibt es ja keine Gesetze wie daheim, und jeder kann tun, was er will. Zur Beschönigung ihrer Handlungsweise streuten sie dann die tollsten Gerüchte aus. Wenn man denen Glauben schenken wollte – und das tun die Leute nur allzugern –, ginge es bei uns tatsächlich zu wie in einer Strafanstalt. Schülerinnen, Küchen- und Waschmädchen folgten, und zuletzt stand es auf Messers Schneide, daß vollends alle gingen und ich den Laden dichtmachen mußte. Darauf konnte ich es natürlich nicht ankommen lassen, und so mußte ich versuchen, eine annehmbare Atmosphäre zu schaffen. Ich entwarf also zusammen mit Erika einen ganz neuen Dienstplan. Hebamme bin ich selber, bis ich mir eine neue angelernt habe, Operationen mache ich mit einer Schülerin, die ich mir auch erst anlernen muß, die Sprechstundenschwester spielt Laborantin, bis eine neue in Asunción ausgebildet ist, Erika hat sich erboten, bis auf weiteres Sprechstunden- und Apothekenschwester sowie Operationsassistentin zu sein. Somit sind wir wieder auf dem Stand von vor zehn Jahren angelangt, wo ich mit einer kleinen Schar neueingetretener Schwesternschülerinnen anfing und Erika dieselben Funktionen ausübte. Nur daß wir damals noch keine fünf Kinder hatten.
Bei alledem wurde mir wieder bewußt, daß vom Gesichtspunkt des Arztes wie des Patienten Diakonissen und Nonnen die einzig idealen Krankenschwestern sind. Sie haben nichts anderes im Sinn als zu dienen, und wenn sie auch keine Engel sind, so laufen sie doch nicht gleich weg, wenn es einmal trüb

aussieht. Ich habe in den siebenundzwanzig Jahren meiner medizinischen Laufbahn alle Kategorien von Schwestern erlebt, ich weiß Bescheid.

So haben wir in den Wochen seit meiner Rückkehr aus Deutschland oft dunkle Stunden gehabt, in denen wir nicht wußten, wie es weitergehen sollte. In dieser Lage ist uns ein Wort Gottes eine große Hilfe gewesen: »Siehe, ich habe dir geboten, daß du getrost und freudig seist. Laß dir nicht grauen und entsetze dich nicht, denn der Herr, dein Gott, ist mit dir in allem, was du tun wirst.« (Josua 1,9) Getrost wollten wir schon gern sein, aber freudig? Das fiel oft schwer, und wir mußten uns die verlangte Freudigkeit erst erbitten. Aber wenn Gott Forderungen stellt, gibt er auch Verheißungen; und da ich in meinem Leben erfahren habe, daß Gott seine Verheißungen wahrmacht, vertraue ich auch jetzt darauf, daß er weiterhelfen wird.

Um ein wahrheitsgetreues Bild unseres Ergehens zu geben, muß ich aber auch berichten, daß ich viele Ermunterungen und Erfolge erlebte, die immer wieder neuen Auftrieb geben. Einige große und schwierige Operationen sind trotz der mehr als mangelhaften Hilfe gut gelungen. Wenn ich nur daran denke, welch ein Stab von Assistenten und Spezialschwestern in einem deutschen Krankenhaus an einer Operation beteiligt ist, bin ich froh und dankbar, daß es hier mit lauter Lernschwestern als Helfern auch gegangen ist.

Mit den Gauchos hierzulande haben wir auch immer wieder allerlei aufregende Erlebnisse. Sie knallen ja bei jeder Streiterei gleich drauflos und kommen dann als Schwerverwundete einige hundert Kilometer weit hierher ins Krankenhaus. Dann gibt es ein Gelaufe und Gerenne, und die Angeschossenen zittern noch tagelang vor Angst, daß die Verwandten ihres Gegners kommen und an ihnen Blutrache nehmen könnten. Hier im Krankenhaus! Das hätte mir gerade noch gefehlt. Ein richtiger Wildwestbetrieb! So hatte mich neulich abends einer händeringend gebeten, eine kugelsichere Wand vor sein Fenster zu machen (wir stellten ihm einen Kistendekkel aus Fichtenholz davor!) und eine Wache auszustellen, denn die Mörder, die ihn umlegen wollten, seien schon auf dem Weg. Mit dieser Geschichte muß ich mich wohl im Schlaf beschäftigt haben, denn als die Nachtschwester mich weckte mit dem Bescheid, ein Auto voller Hiesiger sei gekommen, sauste ich aus dem Bett und rannte zum Krankenhaus vor, wo zwei angetrunkene Paraguayer mir etwas von einem Kranken erzählten. Ich fuchtelte wild herum und wollte sie rausschmeißen, sie sollten am anderen Tag wiederkommen, jetzt sei keine Besuchszeit, und sie hätten nichts auf dem Hof verloren. Erst als sie verständnislos schauten, dämmerte es mir, daß sie einen Kranken einliefern wollten. Oh, wie dämlich muß ich denen vorgekommen sein! Der Mann hatte Tetanus, und wir hatten böse Tage und Nächte mit ihm, da er schon seit drei Tagen im schwersten Krampfstadium gewesen war ohne jegliche Behandlung. Wenn die Hiesigen kommen, geht es immer aufs Ganze. Wegen Lappalien kommen sie nicht Hunderte von Kilometern weit hergefahren. Da jetzt der Hochweg von uns nach Asunción gebaut wird – ein Teilstück der »Traumstraße der Welt«, wenn auch auf unserer Strecke nicht gerade traumhaft –, kommen die Paraguayer von immer weiter her zum Krankenhaus, und es werden immer mehr.

Da alle diese Hiesigen gerade über die Osterfeiertage hier waren, habe ich an Karfreitag und am Ostersonntag das Evangelium aus der spanischen Bibel gelesen und mit ihnen darüber gesprochen. Wir haben ihnen auch Lieder in ihrer Sprache vorgesungen. Es ist merkwürdig, wie diese rauhen Kerle, die mit dem Schießprügel so flink bei der Hand sind, darauf reagieren. Gewöhnlich heulen sie wie Schloßhunde und bedanken sich überschwenglich und wollen selber weiterhin in der Bibel lesen. Oft bin ich versucht zu denken: Wenn die erst wieder draußen in der einsamen Wildnis sind, vergessen sie doch schnell; wer weiß, ob etwas hängenbleibt. Es ist eben nur ein Same, der ausgestreut wird, Gott selber muß bestimmen, auf welches Land er fällt und ob er Frucht bringen wird.

Draußen auf den Missionen gibt es immer mehr Tb-Fälle, und

die Schwestern kommen kaum nach mit all der Arbeit. Etwas Gutes und Erfreuliches ist, daß die Äckerchen der Indianer, zum erstenmal bepflanzt, gute Ernten eingebracht haben, so daß diesen Winter der ärgste Hunger abgewehrt sein wird. Man plant jetzt, größere Landflächen zu kaufen, um noch mehr Indianer ansiedeln und unabhängig machen zu können. So sehen wir auch hier Fortschritte und dürfen für diese Landlosen, Vogelfreien hoffen. Falls sie nicht an Tuberkulose aussterben, werden sie doch wenigstens ein lebenswertes Dasein führen können.

Fernheim, im Advent 1961

Liebe Freunde! »Leise rieselt der Schweiß, in den Stuben wird's heiß ...« singen die Kinder hier im Advent, wenn das Thermometer auf 44 Grad im Schatten klettert. Und doch freuen sie sich genau so auf Weihnachten wie die Kinder daheim in Deutschland. Wenn wir den Sinn der Weihnacht nicht in sentimentalen Äußerlichkeiten sehen, spielt die Temperatur auch gar keine Rolle. Daß das Licht der Welt in unsere Herzen strahle und sie erhelle, das ist es, worauf es ankommt.
Wir stehen mitten in einer großen Umwälzung auf vielen Gebieten. Für Euch, die Ihr so viel zur Entwicklungshilfe beitragt, ist es vielleicht interessant, einmal zu hören, wie sich diese in einem Entwicklungsland auswirkt.
Das große Ereignis des Jahres war die Fertigstellung der Straße nach Asunción, des Trans-Chaco-Hochwegs. Da war Jubel, Trubel, Heiterkeit, als die beiden Arbeitskolonnen in der Mitte zusammentrafen. Der paraguayische Präsident mit Gefolge und der amerikanische Botschafter kamen heraus, große Reden wurden geschwungen. Die Kinder, denen das fünfmal in der Woche erscheinende zweimotorige Flugzeug schon Gewohnheit ist, bestaunten mit offenem Mund den ersten großen Mercedes-Überlandbus, der aus Asunción herausgekommen war. Der Traum eines jeden war, einmal mit

so einem Bus zu fahren. Bald setzte ein reger Verkehr zwischen hier und der Hauptstadt ein, bis die Regenzeit begann und wir plötzlich von aller Welt abgeschnitten waren. Die Straße, ein aufgeschütteter Erdweg ohne Rollierung, Asphalt- oder Zementdecke, wurde gesperrt. An vielen Stellen waren Brücken zusammengebrochen und Dämme überspült worden. Reisende, die gerade unterwegs waren, saßen 40 und 50 Stunden in der glühenden Sonne oder im strömenden Regen ohne Verpflegung und Trinkvorräte fest. Der Flugverkehr war in dem allgemeinen Jubel eingestellt worden, und so kam und ging nicht einmal mehr die Post.

Jetzt läuft der Verkehr nur ganz sporadisch, wenn es eben nicht regnet, und solch eine Reise, zu der man zuerst nur eineinhalb Stunden brauchte, ist mit vielen Mühen, Strapazen und Risiken verknüpft. Ich sagte spaßend, wir »entwikkeln uns« vom Flugzeug zum Ochsenkarren! Außerdem kommt jetzt eine Menge finsteres Gelichter in die Kolonien heraus und macht die Gegend unsicher, so daß die schönen Zeiten, wo wir keine Türschlösser brauchten und ein Mädchen auch nachts allein auf der Straße gehen konnte, endgültig vorbei sind. Bald werden wir alle Fenster vergittern müssen, denn fast jede Nacht steigen Kerle in die Häuser ein und belästigen Frauen und Mädchen.

Immerhin verbilligt die Straße die Frachtkosten unserer Waren ganz erheblich, und damit wurde ein wirtschaftlicher Aufschwung eingeleitet. Die erste Folge davon: Der Treibstoff ist viel billiger geworden, so daß eine Mechanisierung der Landwirtschaft jetzt überhaupt erst möglich ist. Von dem Entwicklungshilfegeld wurden deshalb schon viele Traktoren angeschafft. Dadurch können die Anbauflächen vergrößert werden, und da Land genug vorhanden ist, ist jedermann fleißig am Urwaldroden. Drei, vier Bulldozer arbeiten ununterbrochen, und die Siedler gehen vom Kleinbauerntum auf das Farmertum über. Das Land, das vorher jeder nur auf dem Papier besaß und das als Allmende der wilden Viehhaltung diente, wurde jetzt aufgeteilt, und jeder Bauer kann seine

260 Hektar nach Belieben verwenden. Die meisten umzäunen ihr Land und pflanzen Viehweide, so daß die Milchwirtschaft erst jetzt rationell möglich ist und einen großen Aufschwung genommen hat. Früher gab eine Kuh durchschnittlich zwei Liter Milch am Tag, und auch nur dann, wenn es ihr beliebte, aus dem Busch nach Hause zu kommen. Jetzt kreuzt man unser Chaco-Vieh mit Holsteinern und hat schon Milcherträge von zehn bis zwölf Litern in der ersten Generation, in der zweiten und dritten bis zu 16 Litern täglich.
Dann ist es gelungen, einen kalifornischen Trockenweizen hier zu züchten, den man im Winter, also in der Trockenzeit, pflanzen kann, wo sonst alles brachliegt. Schon in diesem ersten Jahr, das mit seiner sechsmonatigen Dürre das trokkenste seit zwölf Jahren war, ergab die Ernte die Hälfte des Mehlbedarfs der Kolonie, dabei wurden nur 400 Hektar angepflanzt. Auf diese Weise können die Bauern zweimal im Jahr ernten, und wir werden von der Mehleinfuhr aus dem Ausland unabhängig; die Traktoren sind besser ausgenützt, und durch den Weizen wird das üppig wuchernde Unkraut niedergehalten. Da das Stroh hier nicht gebraucht wird, kann es untergepflügt werden und düngt den Boden wieder. Die ganze Ernte wird mit dem Mähdrescher eingebracht.
Kafir oder Kaffernkorn, das man seither als Pferdefutter gebraucht hat, kann jetzt für die Hühnerzucht verwendet werden. Es sind hauptsächlich die schlechtbezahlten Lehrer, die sich mit Hühnerzucht abgeben. Die Eierproduktion hat erstaunliche Ausmaße angenommen; schon jetzt werden im Monat 180 000 Eier exportiert, dabei stehen wir erst am Anfang.
Natürlich ist es nicht so, daß nun plötzlich alle reich und wohlhabend wären, denn noch sind auf Jahre hinaus Schulden abzuzahlen, und die Zinsen lassen manchen, der mit zu wenig Eigenkapital das Wagnis unternommen hat, nicht recht hochkommen.
Von dem großen Kuchen der allgemeinen Landaufteilung habe auch ich als Koloniebürger mein Scheibchen abbekom-

men, und zwar 100 Hektar gleich am Rand des Städtchens Filadelfia. Es ist alles Busch und muß erst gerodet werden. Außerdem muß der ganze Quadratkilometer wegen des wilden Rindviehs mit Stacheldraht eingezäunt werden, sonst kann man nicht wirtschaften. Gerade jetzt arbeiten die Bulldozer auf unserem Land, und die Kinder stehen begeistert dabei und sehen zu, wie der gewaltige Raupenschlepper Sträucher und Bäume nur einfach so vor sich herschiebt und auf einen Haufen wirft. Dieses Jahr lasse ich 20 Hektar roden und mit dem Scheibenpflug pflügen. Dann wollen wir Weidegras pflanzen und zunächst den Samen ernten. Im nächsten Jahr wollen wir noch mehr roden lassen und dann Kälber darauf treiben zur Mastochsenzucht. Das macht wenig Arbeit und bringt relativ viel ein. Man soll ja mit seinem Pfund wuchern, und da ich das Land einmal bekommen habe, will ich es nicht brachliegen lassen.
Die Umstellung unserer Landwirtschaft bringt auch Veränderungen in unserer Missionsarbeit mit sich. Wir haben ein großes Landareal für die Indianer reserviert, und da sie jetzt auf den Bauernhöfen weniger gebraucht werden, beginnen wir, sie anzusiedeln. Sie waren auch gleich Feuer und Flamme und warteten gar nicht ab, bis wir alles fertig hatten, sondern zogen mit Kind und Kegel, Sack und Pack hinaus, um dort zunächst einmal zu hungern. Die christlichen Indianer, die schon seit zwei Jahren als Kleinbauern in jener Gegend siedeln, haben sie zwar willig aufgenommen und alles mit ihnen geteilt, bis sie selber nichts mehr hatten, aber dann haben wir schnell gesammelt und Mais und Bohnen hinausgeschickt, so daß sie sich über Wasser halten können, bis sie die erste Ernte einbringen. Gott gebe, daß diese gut ausfällt, damit sie nicht entmutigt werden und gleich wieder weglaufen.
Jetzt, wo sie richtig seßhaft werden, können wir sie auch gesundheitlich viel besser betreuen als vorher. Außerdem kann auch die eigentliche Missionsarbeit viel intensiver gefördert werden, denn es ist ja klar, daß zur Evangelisation Schulung

gehört, und die kann man nur mit seßhaften Menschen betreiben.
Trotz Hunger und Elend und Tb ist das primitive Völkchen hoffnungsfroh. Sie sehen in ihrem neuen Glauben etwas so Großes und Überwältigendes, daß sie darüber ihr Elend zu vergessen scheinen. Ihre Gesichter strahlen. Wir hatten in der letzten Zeit einige große Tauffeste mit vielen Dutzenden von Täuflingen. Wenn sie aus dem Wasser steigen, stehen ihre schon gläubigen Stammesgenossen in Reih und Glied und drücken ihnen die Hand und klopfen ihnen voll Liebe auf die Schulter mit dem Ausspruch: »Nun ist alles gut!« Wenn man die indianische Mentalität kennt, kann man das kaum begreifen, da sie sonst überhaupt keine Gefühle zeigen und meist finster und verschlossen vor sich hinstieren.
Ich muß dabei immerzu an das Gleichnis vom Sämann denken, der seinen Samen ausstreut. Haben wir unseren Boden genügend vorbereitet, gerodet, gepflügt, geeggt und gedüngt? Oder wird diese Saat zwar aufgehen, aber bald wieder verdorren? Ich kann gar nicht sagen, wie sehr es mir immer auf der Seele gebrannt hat, daß ich bei meinen regelmäßigen Besuchen nichts als Not und Elend sehen mußte. Jetzt, wo wir im großen Maßstab siedeln, sehe ich froher in die Zukunft. Eine unschätzbare Hilfe bei meiner Arbeit sind mir die großen Medikamentensendungen meiner Freunde in Deutschland. Gott vergelte Euch Eure Liebe!
Am Krankenhaus ist wieder Ordnung, Friede und Ruhe eingekehrt nach schweren und stürmischen Zeiten voller Sorgen. Die Oberin ist fort, zwei der früheren Schwestern sind zurückgekommen, die Neuen haben sich gut angelassen, und so läuft der Betrieb wieder reibungslos und harmonisch. Erika hilft nur noch als Assistentin beim Operieren.
Das Jahr 1961 stand bei uns im Zeichen des Bauens. Zuerst wurde unser Haus um- und angebaut. Dieser Umbau hat uns fast an den Rand des Wahnsinns gebracht. Drei Monate lang hausten wir alle sieben in zwei kleinen Zimmerchen, rundherum Gruben und Erdhaufen, Dreck, Schutt und eine Ruine

von Haus, es war wie im Bombenterror unseligen Andenkens. Jetzt haben wir aber beinahe mitteleuropäischen Komfort. Wir bekamen eine zweite Zisterne, verbunden mit der alten, beide direkt unter dem Küchenboden, dazu eine Motorpumpe, die das Wasser in einen Tank auf dem Dach pumpt und sich automatisch an- und abstellt. So haben wir fließend Wasser mit Waschbecken im Kinderschlafzimmer, den beiden Badezimmern und der Küche. Das umgebaute Haus gleicht zwar einer großen Scheuer, ist aber sauber und appetitlich. Nichts mehr von Urwaldzauber! Leider war die neue Wasserversorgung für diesen Winter zu spät fertig, so daß wir – es hat, wie gesagt, sechs Monate nicht geregnet – acht Wochen ohne einen Tropfen Wasser im Haus waren und zuletzt das Wasser mit dem Literbecher zumaßen: zwei Liter zum Duschen, einen Liter zum Waschen, einen halben Liter zum Händewaschen. Das von weit her geholte Brunnenwasser war zudem grau und schlammig und wegen seines Salzgehalts fast ungenießbar. Krankenhaus und Schule haben gemeinsam einen Brunnen, der verschlossen wird, aber nachts wurde gewöhnlich das Schloß erbrochen und Wasser gestohlen, so daß wir nie mehr als vier Faß pro Tag herausbekamen – was ist das für ein ganzes Krankenhaus und eine große Familie? Zumal, wo ununterbrochen die Sandstürme rasten wie in der Wüste Sahara und man bei 42 Grad Hitze (im Winter!) mehrmals am Tag duschen mußte.

Dann haben wir die aus Deutschland gespendeten 15 000 DM von »Brot für die Welt« im Krankenhaus verbaut. Die Weisung war, daß mit diesem Geld aufgebaut werden muß. Wir bauten hinter den Altbau einen neuen Flügel, beide unter einem Dach vereint, der Zwischenraum wurde Korridor. So haben wir endlich eine richtige Krankenstation, die von einem Korridor aus zu bedienen ist, so daß die Schwestern nicht immer über den Hof zu fünf oder sechs verschiedenen Häusern rennen müssen. Selbst hier, wo das Bauen billig ist, war es schwierig, mit 15 000 DM einen Neubau von 25 m Länge und 7 m Breite samt allen Elektro-, Wasser- und Sanitärinstallationen zu erstellen, und ich hatte unendlich viel Laufereien und Tüfteleien und Planungen, bis ich dieses Quiz-Spiel gelöst hatte. Gerade als ich mir so den Kopf zerbrach, las ich in einer deutschen Zeitung, daß da irgendwo eine neue Bedürfnisanstalt errichtet worden sei, ein niedliches Häuschen, für die Summe von 48 000 DM – das lächerte mich dann doch. Das Geld hat auch tatsächlich nicht ausgereicht, und ich mache es nun so, daß ich die einzelnen Räume nach und nach fertigstelle, so wie ich kleinere Einzelspenden bekomme, immer ein Zimmer nach dem anderen. Gerade gestern kamen von einer unbekannten Dame aus einem Altenheim in Kanada 60 Dollar, das gibt Fliesen und Verputz für ein Krankenzimmer, und so kommen wir dem Ziel immer näher.

Unsern Schwesternhof haben wir verkauft, da er zu weit vom Krankenhaus entfernt liegt und sich jetzt nachts so viel Gesindel herumtreibt. Die Schwestern ziehen in freigewordene Krankenzimmer und in das alte Nervenasyl, das wir zu diesem Zweck ebenfalls umbauen. Sie haben zugunsten des Krankenhauses auf ihr geplantes neues Schwesternheim verzichtet. »Brot für die Welt« hat mir noch eine Summe in Aussicht gestellt; sollte diese kommen, so reiße ich den ganzen Patientenaltbau – eine schiefe, krumme, termiten- und fledermausbefallene Lehmbude – ein und setze einen neuen Flügel auf die Stelle.

Viel Arbeit und Verdruß macht mir das Konsulat. Papierkram hat mich seit jeher angeödet, und jetzt muß ich ihn in der Potenz erledigen. So manche Stunde sitze ich an der Schreibmaschine und fülle die Lastenausgleichsanträge und andere Formulare aus, die ich eigentlich nur unterschreiben und abstempeln müßte. Ich betrachte dieses undankbare und zeitraubende Amt eben als Teil meiner Mission an den Menschen hier. Ab und zu lädt man uns zu einem Diplomatenempfang in der Hauptstadt ein. Meist sagen wir ab, aber einmal dachten wir, ein bißchen Abwechslung würde uns guttun. Ausgerechnet an diesem Tag verspätete sich das Flugzeug, und uns blieb nichts anderes übrig, als uns schon hier »in Schale zu werfen«. Die ankommenden Passagiere staunten nicht schlecht, auf einem rings von Indianerhütten umgebenen Urwaldflugplatz inmitten gaffender Indianer zwei Leute in Abendkleidern zu sehen! So ein Diplomatenempfang ist natürlich sehr unpersönlich, man wird herumgereicht, bis man schließlich den passenden Gesprächspartner gefunden hat. Im stillen mußte ich bei mir denken: Wenn die hohen Herrschaften mich einmal im Busch unter meinen Indianern hantieren sehen würden, beim Zähneziehen und Geschwürschneiden, in all dem Dreck, von der Buschfahrt verstaubt und verkrustet bis zur Unkenntlichkeit!

1962

Fernheim, im Juni 1962

Liebe Freunde! Wir haben hier im Chaco ein schweres, sehr schweres Jahr hinter uns, und der Optimismus in meinem letzten Brief wurde Lügen gestraft. Es hat innerhalb eines ganzen Jahres nur 220 mm geregnet, die Bauern hatten eine fast vollständige Mißernte. Dies wirkte sich um so verhängnisvoller aus, als sie gerade in diesem Jahr zum erstenmal den Mut aufgebracht hatten, Kredite aufzunehmen, größere Landflächen zu roden und Traktoren anzuschaffen, um die Produktion zu steigern. So mußten sie, abgesehen davon, daß kaum etwas zum Leben blieb, auch noch für die Zinsen aufkommen. Zusammen mit der nicht enden wollenden Hitze, der trostlos öden, wie verbrannten Natur, dem chronischen Wassermangel, dem verdurstenden Vieh wirkte sich die schlechte Wirtschaftslage sehr niederdrückend auf die Gemüter aus, und darunter litt auch der Gesundheitszustand, so daß ich viel Arbeit hatte, oft mehr, als ich bewältigen konnte. Zudem sollte ich die Menschen auch noch ermuntern und aufrichten, wo mir oft selber schier der Mut schwand. Als es ganz schlimm wurde, hielten die Gemeinden Bittgottesdienste ab und legten Fasttage ein, um sich zu kasteien, und jeder versuchte, alte Verfehlungen gutzumachen, kurz, die ganze Kolonie tat in Sack und Asche Buße.

Unsere Indianer, zum erstenmal weit draußen im Busch angesiedelt, konnten nicht einmal mehr betteln kommen, wie sie sonst immer taten, wenn es knapp herging; der Weg in die Stadt war zu weit. Wenn ich dann draußen auf der Mission Sprechstunde hielt, war ich der Verzweiflung nahe, denn es schien völlig sinnlos, Arzneien zu verordnen, wo die Patienten viel dringender etwas zu essen gebraucht hätten. Dabei in den Zeitungen zu lesen, wie viele Tonnen Vesperbrot in deutschen Schulen tagtäglich weggeworfen werden, war fast nicht zu ertragen.

Als dann die kühlere Jahreszeit kam und weniger Leute krank wurden, nahm ich meinen Urlaub und machte mich mit Kai auf die Reise nach Deutschland. Mit meinem Vater war es in der letzten Zeit rasch bergab gegangen. Er lebte nach meiner Ankunft noch acht Tage, und zuletzt drückte ich ihm selber die Augen zu. Welch ausgefülltes Leben, welch seliges Sterben! Der Abschied wurde ihm leicht in der Gewißheit, uns, die wir seinen Auferstehungsglauben teilen, einst im ewigen Licht wiederzusehen.

Nun machte ich mich daran, Hilfe für meine Fernheimer, braun und weiß, zu suchen. Ich fand überall offene Ohren und hilfsbereite Herzen. Von »Brot für die Welt« wurden mir verschiedene Beträge in Aussicht gestellt: für Nahrung für meine tuberkulösen Indianer, für den Krankenhausbau und für das Schwesternheim. Die Bonner Regierung hat uns für die Ansiedlung der Indianer eine namhafte Summe bewilligt und Unterstützung unserer Schulen mit Lehrmitteln in noch größerem Umfang als bisher zugesagt. Die Methodistengemeinden wollen Kleidersammlungen veranstalten; die warmen Sachen werden zwar für diesen Winter nicht mehr rechtzeitig eintreffen, aber im nächsten Jahr werden sie noch genau so nötig und willkommen sein. Kurz: Ich erreichte viel mehr, als ich gehofft hatte, die Menschen überschütteten mich geradezu mit Wohltaten, so daß ich wirklich ganz überwältigt war.

Ich will mich nicht besser machen, als ich bin: Mir ist der Abschied von daheim diesmal sehr schwer gefallen, so schwer wie nie vorher. So ein Heimaturlaub ist für unsereinen eine gefährliche Sache. Zum einen ist die Versuchung groß, zu denken: »So könntest du es auch haben ... sind zwölf Jahre Dienst da draußen nicht genug?« Zum anderen machen die Menschen daheim so viel Aufhebens von dem, was wir tun, und betrachten es als etwas Besonderes. Hier draußen aber dürfen wir so ein Gefühl gar nicht aufkommen lassen. Die Menschen, denen wir dienen, leben ja alle unter den gleichen Umständen, und wir würden sie verletzen, wenn wir sie spüren ließen, daß es für uns anders ist als für sie. Wenn wir ihnen helfen wollen, dies schwere Leben erträglicher zu gestalten, müssen wir uns ganz auf eine Stufe mit ihnen stellen, alles mit ihnen teilen. Ich habe es an Erika gemerkt, als ich heimkam. Es hatte inzwischen geregnet, bei einem einzigen Regen so viel wie im ganzen Jahr vorher zusammen. Die Bauern hatten Weizen gesät, Erika hatte Gemüse und Salat gepflanzt, und neue Hoffnung herrschte überall. Erika fragte mich voller Stolz, als sie mir ihren Garten zeigte: »Sieht es jetzt nicht herrlich grün aus?« Aber ich fand alles grau und öde, wenn ich an die grünen Fluren daheim dachte, und konnte meine Enttäuschung so schlecht verbergen, daß ich glaube, ich habe ihr weh getan.

Als ich am nächsten Tag zu meinen Indianern hinausfuhr und dort all das unbeschreibliche Elend sah, war es mir plötzlich wieder klar, warum ich hier sein muß, und ich sagte zu mir selbst: »Du bist ja nicht hier, um es gut zu haben, sondern um zu helfen.« So bin ich wieder froh geworden und unverdrossen an meine Arbeit gegangen. Welch ein Hochgefühl ist es aber auch, wenn man mit einem Haufen Geld daherkommt und wirklich helfen kann, nicht immer nur zappeln und so tun als ob! Ich habe mir in Deutschland extra einmal das im vorigen Brief erwähnte Clo-Häuschen für 48 000 DM angesehen, eine lächerliche kleine Bude. Da war ich ungeheuer stolz darauf, daß wir hier mit so viel weniger Geld so viel mehr zustande bringen. In Deutschland haben die meisten Menschen eine ganz komische Vorstellung von der Verwendung des Entwicklungshilfe- und »Brot für die Welt«-Geldes. Immer wieder hört man die Geschichte von dem goldenen Bett, das sich eine afrikanische Häuptlingsfrau gekauft haben soll, »mit unserem sauer verdienten Geld«. Selbst wenn so etwas wahr sein sollte, ist es doch nur ein Einzelfall. In Wirklichkeit tut Ihr mit Eurem Geld unendlich viel Gutes und schafft bessere Lebensbedingungen für Tausende und Abertausende von Menschen. Ich kann es am besten beurteilen. Darum werdet nicht müde, Euer Scherflein weiterhin beizusteuern zu diesen großartigen Aktionen, die das Geld wirklich so gerecht wie möglich verteilen.

Fernheim, im Advent 1962

Liebe Freunde! Wieder ist es Advent geworden, wieder sitzen wir hier auf der südlichen Halbkugel schwitzend vor dem Haus, da man es drin gar nicht aushalten kann. Aber vom ersten Adventssonntag an kommen ungerufen die Kinder der Stadt, um mit uns nach deutscher Art Advent zu feiern. Ein neuer Herrnhuter Stern strahlt von der Decke des Schattendaches, auf einem Tisch haben wir wieder die hübschen Figürchen aufgestellt, dann hole ich meine Laute, und anfangs noch etwas zaghaft, dann frischer und zuletzt lauthals singen wir die vielen schönen Advents- und Weihnachtslieder. Zum Schluß erzähle ich eine Weihnachtsgeschichte, und schwatzend und schnatternd zieht das kleine Völkchen heim.

Über das letzte halbe Jahr möchte ich – obwohl sonst kein Freund von Gemeinplätzen – die Überschrift setzen: »Der Mensch denkt und Gott lenkt«, denn aus all meinen Plänen ist rein gar nichts geworden, alles ist anders gekommen.

Kaum war ich aus Deutschland zurück, fuhr der Kollege der

Nachbarkolonie auf eineinhalb Jahre nach den USA. Der versprochene Ersatzmann sagte in letzter Minute ab, ein anderer konnte nicht gefunden werden, und so blieb mir keine Wahl, als die Kolonie mit zu versorgen. Die folgenden turbulenten Monate werden in meinem Gedächtnis als Alptraum haften bleiben. Die Kolonien zählen etwa 7500 Deutsche, die im Umkreis von 150 km um Filadelfia angesiedelt sind. Sie unterhalten drei Krankenhäuser mit insgesamt 90 Betten: unseres hier in Filadelfia, eines 27 km von hier in Loma Plata und ein Filialkrankenhaus 130 km von hier in der Tochterkolonie Hochstadt. Darüber hinaus kommen jetzt, wo der Trans-Chaco-Hochweg fertig ist, immer mehr Hiesige in unsere Krankenhäuser, und meine Indianer, denen ich mich ausschließlich hatte widmen wollen, konnte ich doch auch nicht vernachlässigen. Ich teilte die Woche genau ein und war dauernd auf Achse.
Erika mußte während dieses halben Jahres zu Hause mit allem allein fertigwerden; ich war ja nicht viel mehr als ein Schlafgast. Zu unseren fünf Kindern hatte sie sich auf einer unserer Buschfahrten (sie begleitet mich manchmal, um die Laborarbeiten zu machen) ein taubstummes Kind geholt, das sie irgendwo entdeckt hatte. Leider war dies Geschöpf nicht nur taubstumm, sondern auch derart wild, wie wir es von unseren früheren Taubstummen gar nicht kannten. Aber nach einigen Monaten hatte Erika mit ihrer sprichwörtlichen Engelsgeduld das Mädel doch gezähmt und ihr auch schon die Phonetik und etwas Schreiben und Lesen beigebracht. Dazu hatte sie sich noch zwei Haushaltshilfen aufgeladen, von denen die eine Epileptikerin, die andere depressiv war. Wir waren das reinste Fürsorgeheim. Dagegen brauchte Erika im Krankenhaus nur noch gelegentlich als Assistentin bei schweren Operationen auszuhelfen, da wir mit Personal wieder gut dran sind. Wir haben 20 Schwestern; allerdings sind die meisten davon Schülerinnen. Diese müssen ja, um überall herumzukommen, alle drei Monate den Platz wechseln. Das Operieren mit lauter Schülerinnen erfordert eine

Geduld, die selbst ich kaum noch aufbringe. Wenn ich ihnen die nötigen Handgriffe beigebracht habe, sind ihre drei Monate um, und ich fange wieder von vorne an. Dabei soll natürlich jede Operation genau so gut ausfallen wie in irgendeiner großen Klinik, das halten die Menschen hier für selbstverständlich.

Im Juni verunglückte der 18jährige Sohn unseres Nachbarn auf dem Trans-Chaco-Hochweg mit dem Motorrad und trug eine Querschnittslähmung davon. Nach verschiedenen Operationen, hier und in Asunción, war keine Besserung zu erreichen, und der arme Junge war auf dem toten Punkt angelangt, physisch und psychisch. Wir haben nicht die Möglichkeiten einer modernen Bewegungstherapie, auch eine Umschulung auf einen neuen Beruf ist nicht möglich. So beschlossen wir, daß Erika ihn nach Deutschland bringen und dort versuchen sollte, ihn einer entsprechenden Behandlung zuzuführen und nachher in einem Rehabilitationszentrum unterzubringen. In unserer Lage und mit unseren fünf Kindern fiel uns dieser Entschluß nicht leicht. Aber es war einfach sonst niemand da, der dieser Aufgabe gewachsen gewesen wäre. Es war uns bang vor der weiten Reise, aber alles ging gut, und in Deutschland sorgten Freunde für alles weitere. Gute Freunde sind im Leben nicht mit einer Million in Gold aufzuwiegen, und auf uns ist das pessimistische Sprichwort von den Freunden in der Not nicht anzuwenden. Unsere sind da, wann immer wir sie brauchen, dazu noch ohne fromme Sprüche, das ist das Allerschönste. Für Erika blieben dank dieser Hilfe noch zweieinhalb Wochen zum Verwandtenbesuch, denn zu Weihnachten wollte sie natürlich wieder daheim sein.

Unsere Kinder hatten wir zuerst »an die Meistbietenden« verteilt, das heißt gute Freunde und Nachbarn nahmen sich ihrer an. Offengestanden hatte ich mich auf die himmlische Ruhe gefreut, wenn einmal alle aus dem Haus wären. Aber ein Familienvater ist kein Junggeselle mehr, das habe ich nur allzu schnell gemerkt, und so hielt ich es nicht lange aus. Das Haus kam mir vor wie ein Grab, deshalb holte ich eins nach dem andern wieder zurück und bildete mit Kai, Caroline und Mathis eine kleine Rumpffamilie. Cornelius und Malte waren bei amerikanischen Freunden in Asunción, wo sie Englisch lernten.

Der Winter war in diesem Jahr außergewöhnlich lang und kalt, monatelang so um 5 Grad herum. Volle fünf Monate regnete es nicht einen Tropfen, so daß wir lang ohne Wasser waren und im Staub der Nordstürme fast zu ersticken meinten. Der Winter ist sonst unsere einzige Gemüsezeit, doch dieses Jahr gab es gar nichts, und es scheinen Äonen, seit wir das letzte grüne Blatt gegessen haben. Fleisch, Reis und holländische Kartoffeln (sehr teuer, und dazu noch auf dem langen Transport fast verdorben), Brot und Mehlspeisen waren während vieler Monate unsere monotone Nahrung. Wenn es mir über wurde, rief ich mir die Nachkriegszeit ins Gedächtnis und erinnerte mich daran, wie froh wir damals gewesen wären, wenn wir genug von diesem allem gehabt hätten. Das half. Da das Vieh im Busch weder Wasser noch Futter fand, lagen überall verendete Rinder, und die Molkerei schloß aus Mangel an Milch ihre Pforten. So gab es zeitweise weder Milch noch Butter noch Käse – in einer Gegend, die fast nur von Rinderzucht lebt!

Nach dem letzten Regen – zu Ostern – hatten die Bauern Weizen gesät, der nach seiner Aussaat nicht ein Tröpfchen Regen mehr bekommen hat und doch noch zwischen 500 und 600 Kilo je Hektar einbrachte. Das scheint mir wie ein Wunder; mit dem menschlichen Verstand kann man nicht begreifen, wie eine Pflanze ohne Regen wachsen und Frucht tragen kann, noch dazu bei den anhaltenden Sandstürmen. So war damit die Mißernte vom vorigen Sommer etwas ausgeglichen.

In der Indianermission haben wir große Rückschläge erlitten, die aber eigentlich bei nüchterner Betrachtung zu erwarten waren. Am Rand von Filadelfia hatten sich immer mehr Indianer angesammelt, wohl um das angenehmere und abwechslungsreichere Leben der »Großstadt« (1000 Einwohner!) zu genießen. Klar, daß 1000 Deutsche nicht Arbeit für 1200 Indianer haben und sie auch nicht dauernd durchfüttern können. Aus USA kamen Lebensmittel, um der Hungersnot zu steuern. Diese sollten gleicherweise an Deutsche, Paraguayer und Indianer verteilt werden, was auch geschah, bis die Vorräte aufgebraucht waren. Dann wurden die bei Filadelfia wohnenden Chulupí von einem kommunistischen Paraguayer aufgehetzt. Der Stamm spaltete sich, und etwa zwei Drittel zogen ab. An die Regierung und an die katholischen Missionen hatten sie Botschaften geschickt, man ließe sie hier verdursten und verhungern und erlaube ihnen nicht einmal, im Busch auf Jagd zu gehen! Sie kamen nicht weit, denn im Busch gibt es zwar Wild zum Jagen, aber kein Wasser. So blieben sie in der Nähe von zwei kleinen deutschen Dörfern liegen und erzwangen sich unter wüsten Drohungen und Beschimpfungen Nahrung und Wasser, bis die Bauern völlig ausgeplündert und der Verzweiflung nahe waren. Der Oberschulze überredete sie dann, sich freiwillig – mit Lastwagen abgeholt – nach Filadelfia zurückzubegeben, wo man auf Koloniebasis besser für sie sorgen konnte als da draußen. Hier traf Nachricht ein, sie könnten nach Camacho – 110 km entfernt – auf die katholische Missionsstation kommen, und so zogen sie dahin ab. Allerdings berichtete mir einer der befreundeten Patres, die Caritasverpflegung sei auch bei ihnen bald aus.

Immerhin zeigt dieses Beispiel, wie verderblich es ist, hungernden Völkern nur Nahrung zu schenken, ohne daß sie in die Lage versetzt werden, sich selbst zu helfen. Für uns hier ist es zwar gut, daß wir jetzt nur noch 400 Indianer da sitzen haben anstatt 1200. Aber auf andere Weise, durch Ansiedlung, wäre der Abzug schöner und erfolgversprechender gewesen.

Mit unseren angesiedelten Indianern haben wir freilich auch unsere liebe Not. Was hilft ihnen ihr guter Wille und ihr Fleiß, wenn es nicht regnen will? Daß die dürren Jahre gerade dann

kommen mußten, als sie einen neuen Entwicklungsabschnitt beginnen wollten, ist geradezu tragisch.
Ich mit meinen von »Brot für die Welt« zur Verfügung gestellten Mitteln kann sagen, daß ich einen guten Schritt vorangekommen bin. Das neue Schwesternheim ist bezogen, es ist einfach und schmucklos, jedoch sehr zweckmäßig und praktisch eingerichtet, und die Schwestern sind glücklich. Mit dem Abriß des alten Lehmkrankenhauses haben wir am 29. Oktober begonnen, und am 4. Dezember war schon das Richtfest des Neubaus. Man kann also sagen, sie haben sich drangehalten, und das war um so leichter, als die Bauern nichts auf den Feldern tun konnten und deshalb Zeit hatten für das »Scharwerk«, die freiwillig geleistete, unbezahlte Arbeit. Ich wünschte, der Innenausbau ginge auch so flott, aber da hapert es hier, weil die Erfahrung fehlt.
Die Medikamenten- und Kleideraktion läuft von Deutschland aus gut weiter, aber hier geht es nie ohne Schwierigkeiten ab. Das Ministerium nimmt sich die Hälfte, und zwar ohne uns überhaupt reingucken zu lassen. Solche Dinge können einen mürbe machen. Aber was hilft's? Wir müssen uns fügen.
Unsere persönlichen Zukunftspläne richten sich danach, ob und wann sich ein Vertreter für mich meldet. Bis dahin machen wir weiter wie bisher. Sobald sich Ersatz für mich gefunden hat, werden wir nach Deutschland fahren. Vielleicht bleiben wir ein, vielleicht zwei Jahre dort, vielleicht kehren wir hierher zurück, vielleicht gehen wir auf ein anderes Missionsfeld, vielleicht bleiben wir für immer daheim. Wir können erst dort entscheiden.
So kann es sein, daß dies mein letzter Brief aus dem Chaco ist. Meine lieben Freunde alle, seid Gott befohlen! Er schenke Euch allen jeden Tag die Kraft für Eure Aufgaben, wie er sie mir geschenkt hat. Immer wenn ich daran denke, welch ein spilleriges Bürschchen ich meine ganze Jugendzeit hindurch war, wie kränklich und schmächtig und anfällig, muß ich mich wundern, wie ich die Strapazen des Krieges, der Gefan-

genschaft und der letzten zwölf Jahre in der »Grünen Hölle« aushalten konnte, ohne jemals schlapp zu machen. Es ist wohl so: Wenn Gott jemandem eine Aufgabe gibt, macht er ihn auch »fit« dazu, mag er noch so ungeeignet scheinen. »Meine Kraft ist in den Schwachen mächtig«, sagt er. Vielleicht sind unter Euch auch solche, die glauben, ihren Aufgaben nicht gewachsen zu sein, daher möchte ich Euch dies als Trost und Ermunterung sagen. Mich hat Gott noch nie im Stich gelassen, wenn er mich auch oft schwere Wege geführt hat, und mein Vertrauen zu ihm ist unbegrenzt.

1963

Bad König/Odenwald, im Oktober 1963

Liebe Freunde! Schon über drei Monate sind wir wieder in der Heimat! Die Reise ging gut vonstatten, und hier in Deutschland fanden wir in einem kleinen Badeort eine kleine Wohnung in einem kleinen Häuschen in einem kleinen Sackgäßchen. Drei Tage nach unserer Ankunft fing ich an zu arbeiten, denn ich dachte mir das Einleben leichter, wenn ich etwas zu tun hätte. Vormittags und nachmittags bin ich mit Klinikarbeit und Sprechstunde beschäftigt, abends kommt der Papierkrieg, der ja alles beherrscht. Wenn ich müde bin, frage ich mich oft: wovon eigentlich? Denn ich habe nicht halb so viel, ja nicht ein Zehntel so viel positive Arbeit getan wie in Fernheim. Das wird es wohl auch sein, was mir die Umstellung so schwer macht, abgesehen von der Enge überall und dem hektischen Verkehr, durch den zu winden für mich anstrengender ist als drei Operationen.
Manchmal ist mir so, als ob die Papierflut uns alle noch ertränkt, wie die große Woge im Piavetal die Menschen der drei Dörfer ertränkt hat. Ist der Papierkrieg nicht inzwischen längst zum Selbstzweck geworden? Oder wo ist der Sinn, die Notwendigkeit? Für einen, der wie ich zwölfeinhalb Jahre

ohne das alles ausgekommen ist, ist keine Antwort darauf zu finden. Die meisten Ärzte, die ich kennengelernt habe, geben zu, daß sie etwa die Hälfte ihrer Zeit mit Schreibkram verbringen. Kein Wunder, daß ich so oft gefragt worden bin, wie ich drüben mein Arbeitspensum in 24 Stunden unterbringen konnte. Man hat sich dort mit Wesentlichem befassen können und dabei viel mehr freie Zeit für sich selber übrig behalten als die Menschen hier. Wir hatten im Krankenhaus nur drei Preise: so viel wie Blinddarmoperation, weniger als Blinddarmoperation, mehr als Blinddarmoperation. Bei jedem Patienten fragte mich der Verwalter: »Ist das so viel wie Blinddarm oder weniger oder mehr?« Die Patienten zahlten die Hälfte der Kosten selber, und es ging immer tadellos. Es war ihnen auch daran gelegen, so schnell wie möglich herauszukommen. Ich hatte dort ebenso viele Krankenhausbetten pro Bevölkerungszahl wie hier, aber nie Bettenmangel. Es gab Zeiten, wo wir nur zehn bis fünfzehn Patienten hatten. Diese Tage nützten die Schwestern und ich aus, um alles frisch zu kalken, zu streichen und zu putzen, und wenn dann der Ansturm kam, war alles sauber und adrett.
Es war in den vergangenen Jahren gewiß nicht immer leicht, als Nicht-Mennonit unter Mennoniten zu leben. Aber ich habe immer bewundert, auf welch einfache und doch großartige Weise sie es fertig gebracht haben, ihre kleinen Staatengebilde unter fremden Völkern, in unwirtlichen Landstrichen und unter den primitivsten Verhältnissen aufzubauen und zu erhalten. Es sind richtige kleine Modellstaaten, und es müßte einmal jemand versuchen, sie ins Große zu übersetzen, das wäre ideal.
Es ist zum Staunen, wie schnell sich unsere Kinder umgestellt haben. Wir hatten befürchtet, es werde Beschwerden beim Bürgermeister oder beim Hauswirt hageln, wenn die Rasselbande laut und hemmungslos tobt und schreit. Aber zu unserer größten Überraschung haben wir gaßauf, gaßab die besten Nachbarn von ganz Deutschland. Wenn wir abends essen wollen, müssen wir die Kinder erst einsammeln, und

meist haben sie schon anderswo gegessen. Cornelius, Kai und Malte haben mit dem Bauern, bei dem wir unsere Milch holen, Freundschaft geschlossen und fahren, wenn sie ihre Schulaufgaben gemacht haben, mit dem Traktor auf den Akker hinaus, um Kartoffeln und Rüben ernten zu helfen.

Zu unseren Plänen muß ich sagen, daß wir die Ziele nicht zu weit hinaus stecken können und wollen. Viele Bekannte können nicht verstehen, warum ich als Chirurg nicht einfach irgendwo hingehe und anfange zu operieren. Der Grund liegt für mich darin, daß ich in den Jahren in Südamerika, wo ich so allein auf weiter Flur stand, meine eigenen Erfahrungen hinsichtlich der absoluten Notwendigkeit einer Operation gesammelt habe, und diese decken sich nicht mit den hier üblichen Ansichten. Dort konnte ich es mir leisten, je nach meinem Ermessen eine Operation auszuführen oder bleiben zu lassen. Diese Freiheit der Entscheidung habe ich in Deutschland nicht unbedingt. In der Chirurgie ist aber das Wesentliche nicht so sehr, ob man eine Operation ausführen kann oder nicht, sondern ob sie gemacht werden muß oder nicht. Das Können ist die selbstverständliche Voraussetzung; die Entscheidung ist Gewissenssache.

Ich bin sicher, daß meine Arbeit drüben in guten Händen liegt bei meinem Vertreter, den ich schon viele Jahre kenne und schätze.

Neulich habe ich in einem Rundfunkvortrag gesagt, daß es unangebracht ist, uns Missionsleute zu bewundern wegen der Strapazen, die das Leben in primitiven Verhältnissen mit sich bringt, denn wir sind ja nicht der Opfer wegen hinausgegangen, sondern der Arbeit wegen. Die Unabhängigkeit und Selbständigkeit, mit der wir dort draußen handeln können, wiegt alle Entbehrungen reichlich auf. Es ist oft schwer, aber es ist etwas Königliches, nur Gott allein verantwortlich zu sein und keinem Menschen. Darum steht man draußen auch Gott näher und meistert das Leben besser.

So grüße ich Euch alle, diesseits und jenseits des Atlantiks.